AF196669

Unser besonderer Dank
für die wertvolle Mitarbeit
an diesem Buch gilt

Dr. Christine Born,
Jaroslava Spanring, PhD.
und Christian Papp

Inhalt

Fragen an den Arzt Dr. Hannes Strasser **75**

Vorwort

Liebe Leserinnen und Leser,

wir haben wie alle Bürger die COVID-19 Pandemie intensiv erlebt und Vergleichbares zuvor noch nie erfahren. Der eine von uns ist seit vielen Jahren als Politiker im Parlament tätig, der andere ist ein erfahrener Mediziner und Notarzt mit eigener Ordination.

Auch wir beide hatten Angstgefühle, als Ex-Bundeskanzler Sebastian Kurz zu Beginn der Pandemie verkündete, dass es „100.000 Tote geben wird und dass jeder jemanden in seinem Umfeld kennen wird, der an Corona verstorben ist." Wir sind beide nicht grundsätzlich gegen Impfungen, ganz im Gegenteil. Als Arzt bin ich natürlich gegen etliche Infektionskrankheiten geimpft. Wir beide haben aber mittlerweile eine differenziertere Sicht auf die Corona-Impfung und das gesamte Geschehen rund um die Corona-Pandemie gewonnen, auch aufgrund persönlicher Erfahrungen.

Nicht nur die erlittenen Impf-Nebenwirkungen und die zunehmend erkennbare beschränkte Wirksamkeit der derzeitigen Impfungen, sondern auch die Einschränkung der Grundrechte in den deutschsprachigen Ländern – oftmals ohne faktenbasierte Grundlage – ließen Zweifel und Bedenken in uns aufkommen. Wir beschlossen daher, uns intensiv mit dem Thema Corona zu beschäftigen und die Hintergründe in unseren Arbeitsbereichen Politik und Medizin auszuleuchten. Nach vielen gemeinsamen Gesprächen und Diskussionen reifte der Wunsch in uns heran, unsere Erkenntnisse und Erfahrungen auch Ihnen mitzuteilen. Gleich vorweg: Wir sind der Überzeugung, dass jeder Bürger ohne Druck und Zwang frei entscheiden können sollte, ob er sich impfen lassen möchte oder nicht.

Im ersten Teil dieses Buches stellt Mag. Gerald Hauser seine Erfahrungen als Politiker im österreichischen Parlament dar, im zweiten Teil gibt Dr. Hannes Strasser Antworten auf die wichtigsten medizinischen Fragen zu COVID-19.

Es ist unser Wunsch, Sie liebe Leserinnen und Leser, mit diesem Buch gut zu informieren und Ihnen Hintergründe und Zusammenhänge aufzuzeigen.

Wien, den 08.11.2021

Fragen an den Politiker Mag. Gerald Hauser

1. War das Vorgehen der Regierungen im Umgang mit der Corona-Krise angemessen?

Es gibt viele Ungereimtheiten bei der Bewältigung der Corona-Krise. Viele davon sind den Politikern zuzuschreiben. Ich selbst bin ein langjähriger Politiker und möchte für Sie in diesem Buch einige entscheidende Fehlentwicklungen aufzeigen. Ich schreibe aus meiner eigenen Erfahrung heraus und erlaube mir auch ganz persönliche Stellungnahmen, die ich aber anhand zahlreicher Quellen belege.

Es gab Alternativen zu dem Krisen-Vorgehen in Österreich und in Deutschland. Schweden ist mit der Coronathematik völlig anders umgegangen, weniger rigide und in meinen Augen wesentlich menschlicher. Man hat teilweise auch einige Einschränkungen vorgenommen, aber einen harten Lockdown gab es nicht. Man setzte auf Eigenverantwortung und Empfehlungen statt auf harte Strafen. Hier ein Vergleich der Lage in Deutschland, Österreich und Schweden in den Jahren 2020 und 2021.

Schweden	Österreich	Deutschland
Zahlen 24. September 2021		
Impfstatus: 63%	Impfstatus: 60,1%	Impfstatus: 64,0%
Neue Fälle: 766	Neue Fälle: 1940	Neue Fälle: 9.727
Inzidenz: 46,5*	Inzidenz: 132,4*	Inzidenz: 62,5*
Neue Todesfälle: 8	Neue Todesfälle: 4	Neue Todesfälle: 65
Zahlen 24. September 2020		
Impfstatus 0%	Impfstatus 0%	Impfstatus 0%
Neue Fälle: 533	Neue Fälle: 657	Neue Fälle: 2.321
Inzidenz: 21,7*	Inzidenz: 53,4*	Inzidenz: 13,2*
Neue Todesfälle: 2	Neue Todesfälle: 3	Neue Todesfälle: 13

Quelle: eigene grafische Darstellung anhand der Zahlen von Österreich: AGES - www.ages.at • von Schweden: WHO - https://covid19.who.int/region/euro/country/se • von Deutschland: Robert Koch-Institut - https://experience.arcgis.com/experience/478220a4c454480e823b17327b2bf1d4 | * 7-Tage-Inzidenz

Schweden steht ohne harten Lockdown nicht schlechter da als andere Länder. Der Begriff Lockdown bedeutet übrigens drastische Einschränkungen von Grundrechten und weitestgehende Stilllegung des öffentlichen Lebens.[1] Der Lockdown in Österreich und Deutschland wurde vor allem in den Mainstream-Medien als alternativlos dargestellt. **Professor John Ioannidis von der Stanford Universität in den USA, einer der meistzitierten Wissenschaftler der Welt, kommt jedoch zu dem Schluss, dass Lockdowns eher wenig effektiv sind und mehr schaden als nutzen.**[2] Und wenn ich mir unseren Alltag und die sozialen und wirtschaftlichen Schäden anschaue, die der Lockdown in Österreich aber auch in Deutschland verursacht hat, kann ich die Aussagen dieses international anerkannten Wissenschaftlers aus der Praxis heraus nur bestätigen.

Einen zeitraumbezogenen Vergleich der Coronadaten entnehmen Sie bitte dem Anhang Nr. 1.

2. Waren die Maßnahmen alternativlos?

Nein, das sicher nicht, wie das Beispiel von Schweden oben zeigt. Wir hätten auch viel maßvollere Maßnahmen setzen können – spätestens nach der ersten Corona-Welle, als bereits Informationen zum Virus und zu den gesellschaftlichen und wirtschaftlichen Folgen vorlagen.

Der Leiter des Geschäftsfeldes „Öffentliche Gesundheit" in der Agentur für Gesundheit und Ernährungssicherheit (AGES), Professor Franz Allerberger, ließ kurz vor seiner Pensionierung noch eine Bombe platzen, als er erklärte: **„Ohne PCR-Tests wäre die neue Pandemie niemandem wirklich aufgefallen."** Dieser Satz ist bemerkenswert, denn er sagt aus, dass die Pandemie nicht so gravierend war und ist, wie man es uns einreden wollte und will. Und dass man die Tests nur benötigte, um überhaupt von einer Pandemie sprechen zu können.[3] Es wird übrigens auch von anderen Experten bezweifelt, dass wir über den PCR-Test zu belastbaren Ergebnissen kommen.[4] Wir sollten deshalb einlenken und angemessenere Maßnahmen setzen. Wir brauchen keinen Lockdown – wir können Hygienekonzepte einführen und vulnerable Gruppen schützen. So können wir die Ausbreitung des Virus einschränken, ohne die Wirtschaft zu ruinieren. Langfristig werden wir lernen müssen, mit dem Virus zu leben. Das sehen mittlerweile auch Hardliner wie Dr. Christian Drosten ein.[5]

3. Was ist überhaupt eine Pandemie?

Noch 2008 hieß es seitens der Weltgesundheitsorganisation (WHO):

> „Eine Influenzapandemie tritt auf, wenn ein neuartiges Influenzavirus auftritt, gegen welches die menschliche Bevölkerung nur eine begrenzte oder gar keine Immunität besitzt und das effizient von Mensch zu Mensch übertragen wird, was zu mehreren gleichzeitigen Epidemien weltweit mit dem Potenzial für erhebliche Morbidität (Erkrankungshäufigkeit) und Mortalität (Sterblichkeit) führt.“[6]

Gerade die hohe Sterblichkeit und eine hohe Erkrankungshäufigkeit mit schweren Verläufen ist das, was man sich im allgemeinen unter einer Pandemie vorstellt. **Die Weltgesundheitsorganisation (WHO) hat die Definition für eine Pandemie mittlerweile mehrmals geändert.** Die bisherigen Voraussetzungen für eine Pandemie – die Erkrankungshäufigkeit und Sterblichkeit – sind bei den neueren Versionen der Definitionen nicht mehr wichtig. Das heißt, die WHO kann auch ohne viele schwer Erkrankte und Tote eine Pandemie ausrufen. Wichtig ist nur, dass eine Erkrankung weltweit vorherrscht.

Die neueste Definition der WHO bezüglich einer Influenzapandemie lautet seit 2017:

> „Pandemie-Phase: Auf Grundlage globaler Überwachung ist dies die Phase der globalen Ausbreitung der menschlichen Influenza, die durch einen neuen Subtyp verursacht wird. Der Übergang zwischen der interpandemischen, der Alarm- und der Pandemiephase kann schnell oder allmählich erfolgen, **wie es die globale Risikobewertung anzeigt,** welche sich hauptsächlich auf virologische, epidemiologische und klinische Daten stützt.“[7]

Die WHO, als weltweit äußerst einflussreiche Organisation, hat sich mit diesem für mich etwas gestaltlos anmutenden Textgebilde anscheinend einen gewissen Spielraum schaffen wollen. Man könnte meinen, die WHO habe nach einem passenden Definitions-Werkzeug gesucht, um die Corona-Pandemie auszurufen zu können.[8] Von den jeweiligen Definitionen, Definitionsanpassungen und -änderungen der WHO sind die Pharmakonzerne und ihre Gewinne ja letztlich abhängig.

Basierend auf welchen Fakten hat die WHO die Pandemie ausgerufen?

Die von der WHO „herbeigeschätzte" Pandemie wird von Fachleuten durchaus kritisiert: **„Also 118.000 ‚Fälle' weltweit, wozu ja alle (völlig untauglichen) positiven Tests gezählt werden, und 4.291 Tote, bei denen nicht zwischen an oder mit Corona unterschieden wird, reichen für die WHO aus, um eine Pandemie auszurufen."**[9] Der französische Virologe und Nobelpreisträger Luc Montagnier erachtet alles, was wir zurzeit erleben „als ein Unterfangen, das im Laufe der Zeit aufgebaut worden ist. Es ist kein Zufall, dass diese Pandemie gerade jetzt ausgebrochen ist. Es war eine langwierige Arbeit der Koordinierung von Marketingmaßnahmen unter Beteiligung von Pharmaunternehmen, Ärzten, Wissenschaftlern und auch Regierungen. Denn sie waren es, die dann beschlossen, dieses Programm umzusetzen."[10]

4. Welche internationale Organisationen entscheiden über die Pandemie und ihre Bekämpfung?

In erster Linie die **WHO, die World Health Organisation, die Weltgesundheitsorganisation.** COVID-19 wurde von der WHO am 11. März 2020 zur Pandemie erklärt. Die WHO ist ein Teil der UN-Organisation (United Nations). **Das Gesamtbudget der WHO liegt bei rund 5,1 Milliarden Euro.**[11] Dieses Geld wird zu 80 Prozent durch zweckgebundene Spenden finanziert, das von wohlhabenden Stiftungen, Verbänden und Pharma-Unternehmen eingebracht wird. Der größte Geldgeber sind die USA. Nach einem kurzen Ausstieg der Vereinigten Staaten unter dem ehemaligen Präsidenten der USA, Donald Trump, sind die USA unter dem aktuellen Präsidenten Joe Biden der WHO wieder beigetreten.

Die zehn größten Geldgeber der Organisation in den Jahren 2018 und 2019 waren laut WHO folgende:

1. USA (14,67 Prozent)
2. **Bill & Melinda Gates Foundation (9,76 Prozent)**
3. **GAVI Alliance für Impfungen weltweit (8,39 Prozent)**
   (Globale Allianz für Impfstoffe und Immunisierung,
   engl. Global Alliance for Vaccines and Immunisation); die
   Gates Foundation ist Mitbegründer von GAVI.
4. Großbritannien (7,79 Prozent)
5. Deutschland (5,68 Prozent)
6. Vereinte Nationen (via UNOCHA, 5,09 Prozent)
7. Weltbank (3,42 Prozent)
8. Rotary International (3,3 Prozent)
9. Europäische Union (3,3 Prozent)
10. Japan (2,73 Prozent)

Die WHO finanziert sich nur zu einem Fünftel aus Pflichtbeiträgen der 194 Mitgliedstaaten. Nur über diese Pflichtbeiträge kann sie frei verfügen. Die staatlichen und privaten Geldgeber entscheiden, wofür die von ihnen eingezahlten Beträge ausgegeben werden dürfen. Der größte Privatspender – die Gates-Stiftung – hat der WHO seit dem Jahr 2000 insgesamt 2,5 Milliarden Dollar gespendet.[12]

Die WHO ist der bedeutendste „Player" bei den Entscheidungen der Gesundheitspolitik. Aus der Finanzierung sehen wir, welche Geldgeber das Sagen in der internationalen Gesundheitspolitik haben: nämlich die Bill und Melinda Gates Stiftung und die Impfallianz GAVI, in die die Bill und Melinda Gates Stiftung große Summen einzahlt. Im Jahr 2020 haben beide Organisationen für die Jahre 2021 – 2025 ganze 1,6 Milliarden Dollar angekündigt.[13] Wenn man die Anteile der Bill und Melinda Gates Stiftung und der Impfallianz GAVI in den Jahren 2018 – 2019 zusammenrechnet, sind das 18,15 Prozent am Gesamtbudget der WHO – also mehr als die USA als größter Geldgeber beisteuern.

Ein weiterer wichtiger Akteur ist die **EMA, die European Medicines Agency, die Europäische Arzneimittelbehörde.** Sie ist zuständig für die Überwachung und Beurteilung von Arzneimitteln in der EU und für die Zulassung von Medikamenten und Impfstoffen – auch der Covid-19-Impfstoffe. Die EMA führt auch die Statistik über Meldungen zu Todesfällen und Nebenwirkungen nach den Corona-Impfungen.[14]

Seit 16. November 2020 ist Dr. Emer Cooke Direktorin der EMA. Sie war im Jahr 2020 für ein Budget von ungefähr 306 Millionen Euro verantwortlich. 91 Prozent des Budgets der EMA sind Gebühren der Pharmaunternehmen. Ist die EMA damit eine unabhängige Einrichtung? Urteilen Sie selbst.

Hier ein Ausschnitt aus meiner Rede betreffend EMA am 25. März 2021:[15]

„... seit 16. November 2020 – bevor überhaupt über Impfungen und die Zulassung von Impfungen diskutiert wurde – ist eine gewisse Frau Dr. Emer Cooke... zur Vorsitzenden der EMA bestellt..., ist verantwortlich für ein Budget von ungefähr 306 Millionen Euro im Jahr 2020. Wissen Sie, wie das Budget zustande kommt? – 91 Prozent dieses Budgets kommen aus Gebühren der Pharmaunternehmen – okay, so weit, so gut.
Schauen wir uns den Lebenslauf von Frau Dr. Emer Cooke an. Ich darf Ihnen dazu mitteilen: Sie ist seit 1985 in verschiedensten Positionen der Pharmaindustrie tätig gewesen und tätig [ist]. Interessant ist weiters, dass sie von 1991 bis 1998 Vorständin der Efpia war. Wissen Sie, was die Efpia ist?

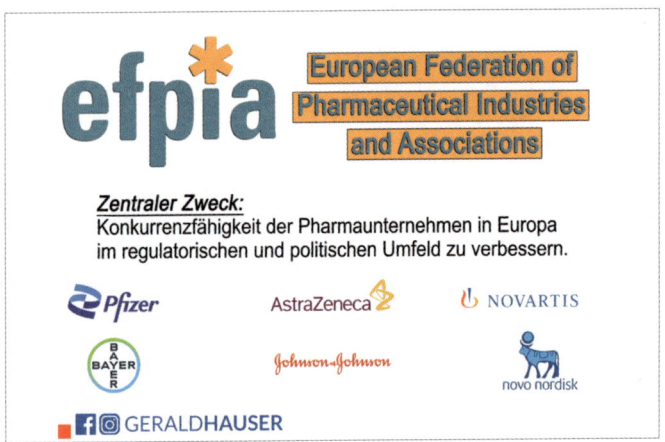

Quelle: Membership (efpia.eu)

Die Efpia ist die Lobbying-Organisation der größten europäischen Pharmakonzerne. Sie hat acht Jahre für die Big 30 der europäischen Pharmaindustrie lobbyiert. Und wissen Sie, wer ihr Auftraggeber war? Ich sage es Ihnen gleich, wenn Sie es nicht wissen. Sie können es auch erraten: Pfizer, AstraZeneca, Novartis, Johnson&Johnson und so weiter und so fort.

Frau Dr. Emer Cooke, die Mitte November 2020 zum Vorstand der EMA bestellt wurde, hat also ihr ganzes Leben lang für die Pharmaindustrie gearbeitet, sie hat für die Pharmaindustrie geschäftsführend lobbyiert und ist nun für die Zulassung, für die Kontrolle und für die Wirksamkeit von Impfstoffen – so wie auch für AstraZeneca – zuständig. Geschätzte Kolleginnen und Kollegen, was würde man als nicht einmal geübter Parlamentarier zu einem solchen Fall sagen? Was würde man da sagen? – Glatte Insidergeschäfte, glatte Vetternwirtschaft, Bestechlichkeit, alles Mögliche. So ist es! Bitte denken Sie darüber nach, wenn Sie zukünftig die EMA als Beweis für die Richtigkeit der Prüfung von medizinischen Produkten, Medikamenten hernehmen!" [16]

Quelle: Emer Cooke – Wikipedia

Es gibt ungeheuer viele Verflechtungen der Polit- und Pharma-Akteure. So ist zum Beispiel der Ehemann der EU-Kommissionspräsidentin Ursula von der Leyen seit 2020 Direktor des US-amerikanischen Biotech-Unternehmens Orgenesis, das sich mit Zell- und Gentherapien beschäftigt.[17]

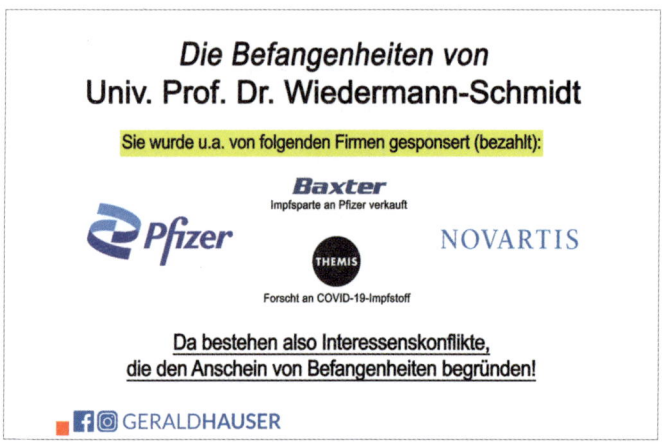

Quelle: RKI - Kommissionsmitglieder - Univ.-Prof. Dr. Ursula Wiedermann, MD, MSc, PhD

Univ. Prof. Dr. Ursula Wiedermann-Schmidt, die im Nationalen Impfgremium in Österreich sitzt und Mitglied der Ständigen Impfkommission (STIKO) in Deutschland ist, hat in ihrer Karriere als Wissenschaftlerin Studien durchgeführt, welche von Novartis, Baxter, Themis aber auch Pfizer gesponsert wurden.

Ich könnte listenweise solche Beispiele anführen. Die Verflechtungen persönlicher und finanzieller Natur finden kein Ende. Der Normalbürger ahnt gar nicht, wie viele bekannte Persönlichkeiten am großen Geschäft um Corona beteiligt sind.

5. War und ist die Panikmache notwendig?

Eine alte Weisheit sagt, dass man Menschen durch Angstmache leichter manipulieren und gefügig machen kann.[18, 19] Viele Menschen sind der Meinung, dass ihnen in einer Krise eine starke Führung hilft. Vor lauter Todesangst akzeptieren sie auch totalitäre Maßnahmen und gehen dann davon aus, dass die Politiker wie gute Eltern für sie sorgen. Wenn man also starke Emotionen weckt und eine „Volksgemeinschaft" zur Bekämpfung eines Killer-Virus einfordert, dann sind viele bereit, ihre Menschenrechte – aus Solidaritätsgründen und aus einem Gefühl des Zusammenhalts heraus – zu opfern. Sie bemerken dabei nicht, dass ihre guten Absichten und ihr sozialer Einsatz für äußerst fragwürdige Vorhaben missbraucht werden, so sehr haben sie sich durch die professionell und geschickt aufbereitete Massenpropaganda gefühlsmäßig vereinnahmen lassen.

Auf keinen Fall war es also notwendig, die Bevölkerung in diese Angststarre zu versetzen.[20] Die Regierungen haben die Ängste vor Corona jedoch regelrecht geschürt und halten uns leider über die so genannten Mainstream-Medien weiterhin darin gefangen. Seitdem der österreichische Ex-Bundeskanzler Sebastian Kurz unzählige Tote heraufbeschworen hat: „Bald wird jeder von uns jemanden kennen, der an Corona gestorben ist"[21], seitdem wir aufgrund der Fernsehbilder aus Italien um unsere südlichen Nachbarn gezittert haben, hält man uns mit Negativschlagzeilen im Dauerstress. Mit Horrorszenen aus Krankenhäusern lässt sich Angst und Panik trefflich schüren. Dass dies keine Ausgangssituation für faktenbasiertes Entscheiden sein kann, ist wohl allen klar und für mich als Politiker ist das besorgniserregend. Politiker müssen sich schnell einen Überblick verschaffen können und dann entscheiden. So etwas geht nur mit Ruhe und Besonnenheit. Panik ist in Krisensituationen absolut kontraproduktiv!

6. Wer profitiert von dieser Krisensituation?

Es gibt immer Personen und Gruppen, die von einer Krise profitieren, die so genannten Krisengewinnler. Man denke nur an die lukrativen Geschäfte von Politikern und Unternehmern mit Masken und Tests, die zu skandalösen Betrugsfällen in Österreich und in Deutschland führten.[22] **Man muss immer genau hinschauen, wer die Profiteure bei großen Veränderungen sind. „Follow the money!", sagen die Engländer. Das heißt, man sollte immer der Spur des Geldes folgen.**

Einer der Hauptprofiteure in der aktuellen Krise ist leicht zu benennen: die Pharmaindustrie. Dabei werden die Impfstoffe von der Öffentlichkeit doppelt finanziert, wie die Politikwissenschaftlerin und Sozialmedizinerin Claudia Wild erklärt: „Die Öffentlichkeit zahlt also zweimal: zuerst die Forschung und danach das Produkt der Forschung in Form der fertigen Impfdosen." Nur beim AstraZeneca-Impfstoff sei eine öffentliche Institution stark aufgetreten: „Die Universität Oxford bestand darauf, dass der Impfstoff während der Pandemie zum Selbstkostenpreis (Anmerkung des Autors: gilt nur für Europa) abgegeben wird."[23] Nicht nur Impfstoffe auch Medikamente finden guten Absatz in der Coronakrise: Vitamine, immunitätsstärkende Mittel und leider auch Medikamente für die Begleiterscheinungen der Krise – wie Psychopillen gegen Depressionen.[24]

Auch die großen Konzerne profitieren, denn sie konnten und können kleinere Unternehmen, denen durch den Lockdown die Luft ausging, aufkaufen. Die Kleinen sahen von den Staatshilfen, die sehr ungleich verteilt wurden, nicht viel. Die großen Onlinehandelsplattformen und Tech-Unternehmer können sich hingegen freuen: Bezos, Zuckerberg und Musk häuften in der Corona-Krise 115 Milliarden Dollar an, berichtete das Focus-Magazin.[25, 26] Die Superreichen konnten durch die Umverteilung von unten nach oben im Jahr 2020, wie der Bloomberg-Index aufzeigt, ihren Reichtum vermehren und neue Höchststände verzeichnen.[27] Und genau diese Unternehmer wollen auch am Gesundheitsmarkt mitmischen oder tun es bereits, so wie die Google-Mutter Alphabet.[28]

Die Profiteure möchten ihre Geschäfte selbstverständlich weiter betreiben und sind an einer Beendigung der Krise nicht interessiert. Sogar die Städte und Gemeinden haben profitiert – durch die vielen Corona-Bußgeldbescheide klingeln bei ihnen die Kassen. Es geht dabei tatsächlich um Millionenbeträge.[29]

7. Mit welchen Argumenten begründete die Regierung die rigorosen Maßnahmen und waren diese gerechtfertigt?

Die Regierungen in Österreich und Deutschland haben die Corona-Maßnahmen mit der Begründung gesetzt, die Überlastung des Gesundheitssystems durch eine große Anzahl gleichzeitig Erkrankter verhindern zu wollen.

Dass das Argument mit der Überlastung sehr dünn ist, ist leicht überprüfbar. Der Bundesrechnungshof in Deutschland hat festgestellt, dass die Krankenhäuser ihre Intensivbetten in der Corona-Krise verringert haben, um eine hohe Auslastung vorzutäuschen. „Aber warum?", werden Sie sich fragen. Ab einer Auslastung von 75 Prozent erhielten die Krankenhäuser Zuschüsse vom Bund. Eine willkommene Finanzspritze, die viele Krankenhäuser gut gebrauchen konnten. In den deutschen Medien wurde darüber unter dem Begriff „Intensivbettenlüge" berichtet.[30] Auch wurden in Deutschland merkwürdigerweise während der „Pandemie" im Jahr 2020 genau 20 Kliniken geschlossen und 2021 brachte anscheinend weitere Schließungen mit sich.[31] Von Überlastung war in Deutschland also überhaupt keine Rede. Auch in Österreich erreichten die Spitäler ihre Grenzkapazität nicht. Die Auslastung der Betten in den Spitälern überstieg bis jetzt nie 60 Prozent, wie man aus der Grafik unten ablesen kann. Die Anzahl der Betten ist in Österreich konstant bei 2.000 Intensivbetten geblieben. Den Verlauf der Auslastung in Österreich zeigt die Grafik ebenfalls an.

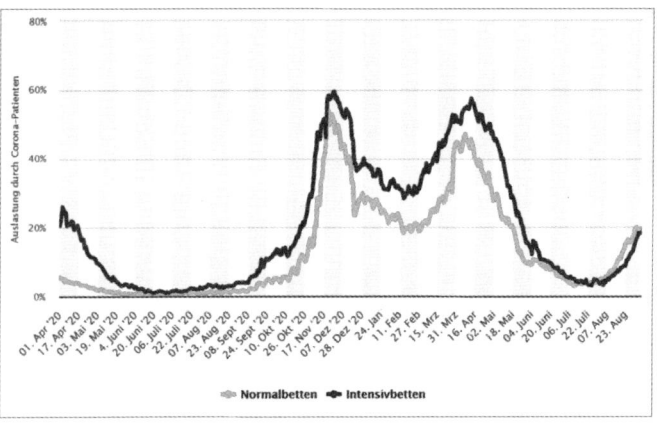

Quelle: Statista.de (Österreich - Auslastung Krankenhausbetten Corona 2021 | Statista)

Dass die Erhöhung der Spitalsbetten keinen Vorrang für die Regierung hat, konnte man auch anhand dieses Antrages sehen:[32]

1439/A(E)
vom 24.03.2021 (XXVII. GP)

ENTSCHLIESSUNGSANTRAG

der Abgeordneten KO Herbert Kickl, Dr. Dagmar Belakowitsch, Mag. Gerhard Kaniak, Peter Wurm
und weiterer Abgeordneter
betreffend **Ausbau der intensivmedizinischen Versorgung statt Regierungs-PR in Corona-Zeiten in der Höhe von 210 Millionen Euro**

Quelle: parlament.gv.at

Dieser Antrag wurde im Gesundheitsausschuss mit Regierungsmehrheit vertagt. Damit wurde der Antrag mit dem Ziel, mehr Intensivbetreuungsmöglichkeiten zu schaffen, nicht behandelt, sondern in die Warteschleife geschickt.

All diese Informationen passen jedenfalls nicht mit der Vorstellung von einer gefährlichen und tödlichen Pandemie zusammen, wie sie medial verbreitet wurde und wird. Hinweise dafür, dass selbst Politiker die „Pandemie" nicht ernst nehmen, sind die vielen „Danach"-Fotos. Zum offiziellen Fototermin setzen sie zwar alle ihre Masken auf und halten Abstände ein, nach dem Shooting jedoch nehmen sie ihre Masken ab und sitzen eng bei erfrischenden Getränken.[33] Sie gehen trotz Infekt zu Spendenpartys und feiern Geburtstage auf Tuchfühlung.[34, 35] In Österreich gingen die Bilder vom ÖVP-Kuschel-Parteitag am 28. August 2021 durch die Medien: 1.300 Teilnehmer ohne

Maske und ohne Abstand empfingen den damaligen Kanzler Kurz. Es wurde gratuliert, umarmt, gebusselt.[36]

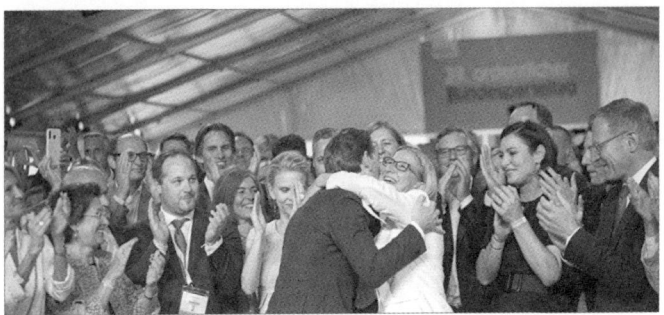

ÖVP-Bundesparteitag in St. Pölten 2021; 99,4 % stimmen für Sebastian Kurz – Quelle: Volkspartei/Glaser

Anscheinend haben die türkisen Politiker keine Angst vor dem Virus. Überlegen Sie einmal: Würde ein normal denkender Mensch so etwas wirklich tun, wenn die Coronagefahr so exorbitant hoch wäre, wie es uns jetzt über viele Monate hinweg erzählt wird?

8. Alles Covidioten?

Auf der Suche nach dem typischen „Impfverweigerer" – übrigens eine ziemliche Abwertung – stellte man beim ORF fest: „Dieser Prototyp, den man sich da vorstellt, dass das der ältere, ungebildete Mann ist – der ist es tatsächlich nicht. Wenn man sich die Soziodemographie anschaut – Alter oder Bildung – gibt es da keine großen Unterschiede zu den geimpften oder impfwilligen Personen", führte Jakob-Moritz Eberl vom ACCP (Austrian Corona Control Panel) aus.[37]

Trotzdem wird jeder, der sich für seine Grundrechte einsetzt seit Beginn der Coronakrise zu einer Art Staatsfeind erklärt und in den Leitmedien als „Querdenker", „Verschwörungstheoretiker" oder gar als „rechts" oder „Nazi" diffamiert und teilweise sogar kriminalisiert. Vor einigen Jahrzehnten war es genau umgekehrt, da diskreditierte man studentische Demonstranten als „Gammler, Linke und Kommunisten", wenn sie gegen den Vietnamkrieg und Atomwaffen protestierten. Anscheinend diskriminiert man immer, wenn sich Bürger für Freiheit, Gerechtigkeit und Frieden einsetzen! Auch in der Bewegung der Afroamerikaner im 20. Jahrhundert gegen die Apartheid in den USA war das so.

Die Polizeigewalt gegen Demokraten und Bürgerrechtler war damals und ist leider auch heute teilweise – wie in Berlin oder in Australien – erschreckend und brutal. Man sieht des Öfteren Bilder von Demonstrationen in Berlin, die insbesondere wehrlose und schwache Demonstranten, alte grauhaarige Menschen oder junge Frauen zeigen, welche, erst mit dem Kopf brutal auf die Straße gedrückt und dann wie Schwerverbrecher in Handschellen – in eine völlig unnatürlich Körperhaltung hineingedrückt – abgeführt werden. An solchen unwürdigen Gewaltszenen um eine Person sind dann zehn oder sogar zwanzig Polizisten beteiligt.[38] Wenn ich mir die Videos von den aktuellen internationalen Demonstrationen in Österreich, Deutschland, der Schweiz, Italien, Frankreich, England oder Australien auf YouTube ansehe, entdecke ich jedoch, dass überall völlig normale und friedliche Bürger auf die Straße gehen, da sie um ihre Freiheit besorgt sind.[39] Natürlich sind die Menschen auch teilweise aufgebracht, zum Beispiel wenn es um Überwachungsthemen geht.

Argumentiert wird in den Medien und von den Regierungs-verantwortlichen jedoch in diesem Zusammenhang sehr emotional und mit moralisch-politischen Forderungen nach einer Solidarität des Abstands und des Nichtversammelns. Überzeugende sachliche und auch rechtliche Begründungen für die besonders in Berlin stattfindende Unterdrückung von Kritik und Protest, wie zum Beispiel im August 2021, werden hingegen nicht geliefert. Es ist schockierend zu erkennen, dass sich gerade Spitzenpolitiker mit Wissensgrundlagen zu Coro-na gar nicht erst abgeben. Ihr Augenmerk liegt hingegen auf einer Agenda, die der Bevölkerung nicht transparent gemacht wird.[40]

Die Grundrechtseinschränkungen greifen aber tief in unser bisher gewohntes Leben ein und verunsichern die meisten Bürger, davon bin ich nicht ausgenommen. Viele bekommen zu Recht das Gefühl: Hier stimmt etwas nicht! Diese totalitäre Situation darf auf keinen Fall zum Dauerzustand werden und ist im Grunde schon viel zu lange aufrechterhalten worden. Es ist die Aufgabe von uns Politikern aber auch den Bürgern ein Auge darauf zu haben, dass alle Rechte baldmöglichst wie-der gelten und nicht als Folge von Corona einer Art Diktatur weichen. Es ist richtig und wichtig, dass die Aushebelung der Grundrechte sehr kritisch begleitet wird und ein Machtmiss-brauch in dieser Situation angeprangert und verhindert wird.

9. Wer kämpft noch für unsere Freiheit und unsere Bürger-rechte?

In Österreich und in Deutschland gibt es zum Glück Anwälte, die sich für die Grundrechte einsetzen.[41, 42] Bereits 25 Coro-na-Verordnungen musste der österreichische Verfassungsgerichtshof – dank des engagierten Einsatzes einiger Anwälte – zurücknehmen. So wurden folgende Vorgaben der österreichischen Regierung als verfassungswidrig wieder aufgehoben, zum Beispiel:

Die Bau- und Gartenmärkten-Unterscheidungen (Baumärkte mit 400 Quadratmetern durften aufsperren, andere nicht), das Betretungsverbot öffentlicher Orte im ersten Lockdown, das Betretungsverbot für Gaststätten oder das Verbot von Veranstaltungen mit mehr als zehn Personen oder die vom Land Tirol verordnete Corona-Vollquarantäne und die ausgerufene „Selbstisolation".

Zur Aushebelung des Parlaments und der Grundrechte sagt der Verfassungsrechtler Professor Hans-Jürgen Papier, ehemaliger Präsident des deutschen Bundesverfassungsgerichts: „Wesentliche Entscheidungen über die Grundrechtsverwirklichung hat die vom Volk gewählte Vertretung zu treffen. Es kann nicht sein, dass diese sich verschweigt und alle schwierigen und schicksalhaften Fragen der Exekutive überlässt. Dazu gehört auch die Schaltkonferenz zwischen der Kanzlerin und den Ministerpräsidenten, die entweder in geschlossenen Räumen oder in digitalen Konferenzen solche zentralen Entscheidungen trifft. Das ist einer rechtsstaatlichen Demokratie nicht angemessen."[43]

Auch der Verfassungsexperte Professor Dietrich Murswiek, Uni Freiburg, kritisiert das Bundesverfassungsgericht und die Corona-Politik der Bundesregierung in Deutschland: „Das Rechtsstaatsprinzip ist bereits schwer beschädigt. In der Pandemie wurde der Grundsatz ins Gegenteil verkehrt. Normal muss der Staat Freiheitseinschränkungen rechtfertigen und die Tatsachen, die zur Rechtfertigung dienen, beweisen. Derzeit muss der Bürger beweisen, dass er ungefährlich ist, und ab Oktober auch noch die Kosten für die Beweisführung tragen – in Form eines Corona-Tests. Außerdem haben die Internetkonzerne mit wohlwollender Zustimmung der Regierung die Meinungsfreiheit drastisch eingeschränkt: Äußerungen zu Corona, die nicht mit der offiziellen Linie der Regierung oder der WHO übereinstimmen, werden von YouTube und Co wegen ‚Verstoßes gegen die Community-Richtlinien' gelöscht. Das rührt an den Grundlagen der demokratischen Willensbildung."[44]

Slowakische Anwälte haben eine Beschwerde gegen die Covid-19-Impfungen beim Internationalen Strafgerichtshof in Den Haag eingereicht. Bei den Massentests und der Verabreichung der Impfstoffe handelt es sich in ihren Augen um ein Verbrechen gegen die Menschlichkeit und ein Kriegsverbrechen. Sie verlangen eine sofortige Einstellung von Testung und Impfung. Anwälte aus dem Vereinigten Königreich, Frankreich und der Tschechischen Republik schlossen sich ihnen an. Weitere Länder, wie Italien, Portugal, Ungarn, Luxemburg, Spanien, Norwegen, Dänemark, Polen und die Niederlande, zeigen Interesse an dieser Initiative.[45]

10. Was spricht gegen eine Impfpflicht?

Der Nürnberger Kodex[46] findet Anwendung bei allen medizinischen Experimenten am Menschen. Da die COVID-19-Impfstoffe nur bedingt zugelassen sind, gilt der Kodex auch für alle COVID-19-Impfstoffe. Im Nürnberger Kodex wird festgelegt, wie man bei solchen Versuchsreihen vorzugehen hat.

Die freiwillige Zustimmung der Versuchsperson ist unbedingt erforderlich. Das heißt, dass die betreffende Person im juristischen Sinne fähig sein muss, ihre Einwilligung zu geben. **Sie muss in der Lage sein, unbeeinflusst durch Gewalt, Betrug, List, Druck, Vortäuschung oder irgendeine andere Form der Überredung oder des Zwanges, von ihrem Urteilsvermögen Gebrauch zu machen.** Sie muss die Einzelheiten hinreichend kennen und verstehen, um eine verständige und informierte Entscheidung treffen zu können. (Hier fällt mir sofort ein, dass man minderjährige Jugendliche sogar ohne Einwilligung der Eltern impft!)

Es ist notwendig, dass der Versuchsperson vor der Einholung ihrer Zustimmung das Wesen, die Länge und der Zweck des Versuches klargemacht werden; sowie die Methode und die Mittel, welche angewendet werden sollen. **Sie soll über alle Unannehmlichkeiten und Gefahren, welche zu erwarten sind, sowie über die Folgen für ihre Gesundheit oder ihre Person, die sich aus der Teilnahme ergeben könnten, Bescheid wissen.** Auch darf nicht angenommen werden, dass ein Versuch zum Tod oder dauerndem Schaden führt. Die Gefährdung darf das zu lösende Problem nicht übersteigen. Hier muss ich wieder ganz besonders an die Kinderimpfungen denken.

Die Pflicht und Verantwortlichkeit, den Wert der Zustimmung festzustellen, obliegt jedem, der den Versuch anordnet, leitet oder ihn durchführt. Dies ist eine persönliche Pflicht und Verantwortlichkeit, welche nicht straflos an andere weitergegeben werden kann.

Derzeit sind in Österreich und in Deutschland sehr bedenkliche Entwicklungen in Richtung eines Impfzwangs festzustellen. Einige Berufsgruppen müssen sich bereits gegen Corona impfen lassen, wie zum Beispiel das Gesundheitspersonal. Und es gibt bereits Betriebsvereinbarungen mit folgendem Text: „Um die Anforderungen unserer Kundinnen und Kunden als auch unsere Fürsorgepflicht im Unternehmen selbst wahrzunehmen, werden wir die Impfung als ‚Qualifikation' in unserem Personalverarbeitungssystem erfassen."[47] Diese Entwicklung in vielen Ländern der Welt empfinde ich als sehr bedenklich. Es wird meiner Meinung nach eindeutig gegen den Nürnberger Kodex verstoßen.

Ein weiteres Alarmzeichen sind für mich die teilweise recht groß angelegten Quarantäne-Lager, die weltweit entstehen, in Australien, Kanada und sogar in Deutschland.[48, 49, 50, 51] Ich hätte nie gedacht, dass Lagerinternierung in demokratischen Ländern noch einmal zum Thema wird und bin ehrlich entsetzt. Das erinnert mich an dunkle Zeiten, von denen wir gedacht hatten, dass sie niemals wiederkehren. Schon beim Wort „Lager" im Zusammenhang mit der Ausgrenzung von bestimmten Bevölkerungsgruppen müssten bei allen Menschen die Alarmglocken schrillen!

11. Darf man Geimpfte und Ungeimpfte unterschiedlich behandeln?

Wie bei jedem Grundrecht ist auch bei der Gleichheit der Menschen besondere Vorsicht geboten. Gelinde Mittel sind immer vorzuziehen. Das Recht wird im Artikel sieben des österreichischen Bundes-Verfassungsgesetzes festgeschrieben.

Bundes-Verfassungsgesetz (B-VG)

Artikel 7.

(1) Alle Staatsbürger sind vor dem Gesetz gleich. Vorrechte der Geburt, des Geschlechtes, des Standes, der Klasse und des Bekenntnisses sind ausgeschlossen. Niemand darf wegen seiner Behinderung benachteiligt werden. Die Republik (Bund, Länder und Gemeinden) bekennt sich dazu, die Gleichbehandlung von behinderten und nichtbehinderten Menschen in allen Bereichen des täglichen Lebens zu gewährleisten.

Eine Diskriminierung von nicht geimpften Menschen durch Einschränkungen im sozialen Leben – keine Reisen, keine Konzert- oder Theaterbesuche, Ausschluss aus Wahlen usw. – darf laut Art. 7 des Bundes-Verfassungsgesetzes nicht stattfinden. Ich bin mir sicher, dass eine 1G oder 2G-Regelung diesem Grundsatz nicht entspräche. Dass man ungeimpften Studenten keinen Einlass an den Hochschulen gewährt oder indirekte Berufsverbote für Ungeimpfte erlässt, halte ich für unannehmbar. Ich weiß, wovon ich spreche, ich habe selbst Kinder, die bereits studieren.

Was mir besonders am Herzen liegt, ist, dass die Impfung freiwillig bleibt. Dass kein Zwang – nicht einmal ein indirekter Zwang – ausgeübt wird. Hier einige Auszüge aus meiner Rede am 22. September 2021 im Plenum des Nationalrats:[52]

„Wir sind für die Freiwilligkeit, und Freiwilligkeit setzt voraus, dass kein Zwang ausgeübt wird – kein Zwang: kein direkter Zwang, kein indirekter Zwang viele Personen draußen, die sa-

gen: Es ist so schrecklich! Ich muss mich impfen lassen, obwohl ich das eigentlich gar nicht will, weil ich Angst habe, meinen Arbeitsplatz zu verlieren. Ich muss eine Familie ernähren. – Die Leute kommen massiv unter Druck; sie sind in einer Situation, wo sie nicht auskommen.

Wissen Sie, das Problem ist, dass hier im Hohen Haus vier Parteien sitzen, die auf die fachlichen Argumente, die gegen Impfungen sprechen, überhaupt nicht eingehen. Die Entscheidung muss ja jeder selber treffen – das ist ja unstrittig –, aber informieren Sie doch einmal die Leute korrekt und in der kompletten Breite, ohne die Leute permanent unter Druck zu bringen!

Die ÖVP hat jetzt in Dänemark ein neues Lieblingsland entdeckt. Also irgendwann einmal werden wir dann all die Länder durch sein: Zuerst hat man auf Schweden geschimpft; jetzt ist es ruhig, wenn es um Schweden geht. Dann kam Israel. Israel war der ‚Impfweltmeister‘ – unter Anführungszeichen – aus Sicht der ÖVP – und wurde in den Himmel gelobt. Wissen Sie, wie die Situation in Israel ist? – Das wissen Sie! Die Impfung wirkt nicht wie versprochen, deswegen haben bereits drei Millionen Israelis die dritte Impfung erhalten. Und bei uns ist man durch die Lande gezogen – ich schaue in Richtung des Bezirkes Schwaz – und hat seitens der Regierung die Bevölkerung mit Lautsprecher aufgefordert, sich impfen zu lassen, und zwar mit dem Argument: Lasst euch impfen! Wenn ihr zwei Impfungen habt, dann seid ihr sicher, ihr seid durch! Alles ist vorbei, die Wintersaison ist gerettet. Das normale Leben kommt retour. – So.

Was glauben Sie, was sich diese Leute denken, wenn sie jetzt solche Botschaften aus Israel empfangen? – Nicht wir als Freiheitliche Partei stehen den Impfungen entgegen, wir informieren ja nur. Die Leute sind ja selbstständig, die denken doch selber nach. Man muss doch nicht immer seitens der vier Parteien hier im Hohen Haus die Leute als dumm hinstellen. Die Leute wissen, was sie tun!

Jetzt darf ich noch einmal, da ich Zeit habe, auf dieses Chart der AGES zu sprechen kommen. Jetzt habe ich endlich die Chance, noch einmal darauf als ein Beispiel einzugehen. Die AGES als Agentur des Bundes sagt Folgendes, bitte. Sie sagt, in den Kalenderwochen 33 bis 36 – das sind die Wochen von Mitte August weg –, in diesen drei Wochen hat es in der Altersgruppe der über 60-Jährigen COVID-19-Infektionen mit Erkrankungen gegeben. In Summe 2 146 Personen haben in diesen drei Wochen COVID-19 bekommen, und die AGES sagt selber, davon waren 1 147 voll immunisiert, also doppelt geimpft. Prozentuell betrachtet bedeutet das, dass 53,45 Prozent der doppelt Geimpften in diesen Kalenderwochen COVID-19 bekommen haben. – So, das sind die Fakten…

Impfdurchbrüche	AGES		
Tabelle 4: ≥ 60 Jährige			
		N KW 33-36	**%** KW 33-36
Anzahl der Fälle*	symptomatisch (B)	2.146	-
Anzahl/Anteil der Fälle	von Impfdurchbruch[a]	1.147	53,45 %

 GERALDHAUSER

Quelle: https://tkp.at/2021/09/15/neuer-ages-bericht-impfdurchbrueche-bei-ueber-60-jaehrigen-fuer-wochen-33-36-erreichen-5345-prozent/

... *Schauen Sie, auch wenn Sie die Zahlen der Nebenwirkungen und der Toten immer kleinreden, wie schaut denn das wirklich aus? Es werden ja die Nebenwirkungen und die Zahl der Verstorbenen an die EMA, an die Datenbank der EMA gemeldet. Das sind ganz aktuelle Zahlen. In Europa sind 14.161 Todesfälle im Zusammenhang mit der COVID-19-Impfung gemeldet.*

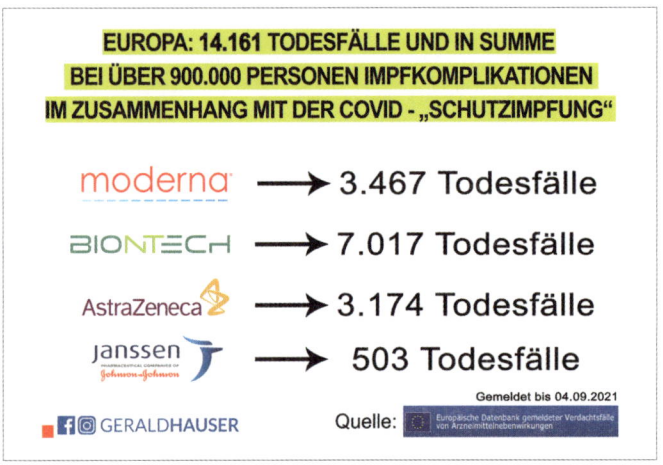

Bei über 900.000 Personen hat es Impfkomplikationen gegeben. Und wissen Sie, wie hoch die Melderate ist? – Laut ‚Kronen Zeitung‘ liegt diese bei sechs Prozent. Sie ist wahrscheinlich sogar noch tiefer. Das, was Sie hier sehen, ist die Spitze des Eisberges – mit Nebenwirkungen, mit schweren Nebenwirkungen und auch mit Todesfällen.

Also unter dem Strich bleibt: Die Covid-Impfung schützt niemanden vor einer Infektion – das haben wir aufgezeigt –, sie schützt auch nicht davor, dass Infektionen weitergegeben werden können. Sie schützt auch nicht vor Erkrankungen, sie schützt nicht vor schweren Erkrankungen, und sie schützt nicht vor Todesfällen. Und darüber möchte die Bevölkerung mit Ihnen allen diskutieren!" [53]

Jeder kann etwas gegen das Schwinden unserer Grundrechte tun. Eine Möglichkeit des zivilen Widerstandes gegen die Impfpflicht durch die Hintertür sind Petitionen oder Volksbegehren. Damit können wir unsere Meinung als Bürger kundtun. [54] Hier können Sie aktuelle Petitionen gegen die Impfpflicht finden:

- EU-weite Petition: Nein zur Covid Impfpflicht für Kinder - Online-Petition (openpetition.eu)
- Volksbegehren: Impfpflicht: Striktes NEIN (bmi.gv.at)

Auch im Parlament werden immer wieder entsprechende Initiativen gesetzt. Hier unser Antrag vom 22. September 2021, der leider im Plenum von ÖVP, SPÖ, Grünen und Neos abgelehnt wurde. [55]

AVISO - 121. NR XXVII.GP - Tagesordnungspunkt 2 - Unselbständiger Entschließungsantrag (11:48 Uhr)   1 von 2

ENTSCHLIESSUNGSANTRAG

der Abgeordneten Dr. Dagmar Belakowitsch, Mag. Gerhard Kaniak, Peter Wurm, Mag. Gerald Hauser, Peter Schmiedlechner
und weiterer Abgeordneter
betreffend **Diskriminierungsverbot für Covid-19-Ungeimpfte**

Quelle: parlament.gv.at

Die Abgeordneten haben ein ausdrückliches und bindendes Diskriminierungsverbot für COVID-19-Ungeimpfte in Gesellschaft, Wirtschaft, am Arbeitsplatz, an den Schulen und Universitäten verlangt. Diese Forderung seitens der Freiheitlichen wurde in der Nationalratssitzung von ÖVP, Grünen, SPÖ und NEOS zwar abgelehnt, wird aber weiter von der FPÖ in den Fachausschüssen verlangt.[56] In Wirklichkeit benötigt unsere Gesellschaft ein Ende aller Corona-Maßnahmen, die entsprechende Forderung der FPÖ ist bereit im Parlament eingegangen:

1992/A(E)
vom 14.10.2021 (XXVII. GP)

1 von 3

ENTSCHLIESSUNGSANTRAG

der Abgeordneten Dr. Dagmar Belakowitsch, Mag. Gerhard Kaniak, Mag. Gerald Hauser
und weiterer Abgeordneter
betreffend **Ende aller Covid-Maßnahmen und Corona-Freiheitstag am 26.Oktober 2021**

Die Forderung des Antrages ist:

Die unterfertigten Abgeordneten stellen daher folgenden

Entschließungsantrag

Der Nationalrat wolle beschließen:

„Die Bundesregierung wird aufgefordert, dem Nationalrat eine Regierungsvorlage zuzuleiten, die folgende gesetzliche Regelungen umfasst: ein Auslaufen des Covid-19-Maßnahmengesetzes mit 26. Oktober 2021 sowie ein Ende aller Maßnahmen auf der Grundlage des Covid-19-Maßnahmengesetzes, des Epidemiegesetzes und der dazu erlassenen Verordnungen und Erlässe im Zusammenhang mit Corona."

Quelle: 1992/A(E) (XXVII. GP) – Ende aller Covid-Maßnahmen und Corona-Freiheitstag am 26. Oktober 2021 | Parlament Österreich

Ein gleichlautender Entschließungsantrag wurde im Rahmen der 125. Sitzung am 13. Oktober 2021 unselbständig eingebracht und wurde von ÖVP, Grünen, SPÖ und Neos abgelehnt.[57]

Und dieser Antrag beinhaltet auch den Plan der Freiheitlichen zu Corona. Dieser Plan B – wobei B für die Befreiung steht – verlangt folgende Maßnahmen:

Plan B der FPÖ

- ein Ende aller Maßnahmen auf der Grundlage des Covid-19-Maßnahmengesetzes, des Epidemiegesetzes und der dazu erlassenen Verordnungen und Erlässe im Zusammenhang mit Corona
- das Ende des Impfdrucks und -zwangs
- den Stopp des Hineinmanipulierens in eine dritte Impfung
- ein kostenloses Angebot für Antikörpertests für die gesamte Bevölkerung
- ein normales Leben mit Hygiene- und Abstandsregeln in smarter Form
- das Testen nur bei Symptomen (bei Geimpften und Ungeimpften)
- das grundsätzliche Testen für den Zutritt zu hochsensiblen Bereichen
- das Vorantreiben der medikamentösen Behandlung und den raschen Einsatz von Medikamenten im Falle eines positiven Tests
- das Vorantreiben der Entwicklung alternativer Impfstoffe
- die Beendigung der Angstkommunikation und
- das Herstellen einer soliden Zahlenbasis

Erläuterungen zum Plan B siehe Seiten 131ff

Das Österreichische Parlament oder Gesetzes- änderungen über Nacht

„In der Politik passiert nichts zufällig. Wenn es doch passiert, war es so geplant." *(Franklin Delano Roosevelt)*

Am 31. Dezember 2019 wurde der Ausbruch einer neuen Lungenentzündung mit noch unbekannter Ursache in Wuhan in China bestätigt, danach, im Januar 2020, in ganz China. Es gab schon damals Berichte, dass sich Corona zu einer „weltweiten Pandemie" entwickeln könnte. Trotzdem hat die Regierung in Österreich das Parlament, die gesetzgebende Körperschaft, erst am 14. März 2020 eingebunden – dafür aber überfallsartig und „über Nacht".

1. Frühes Wissen über Corona in der politischen Führungsriege

Dabei weist merkwürdigerweise der offizielle Tourismusbericht der Regierung auf eine wesentlich frühere Kenntnis der Regierungsspitze bezüglich Corona hin, wie die nachfolgende Tabelle belegt.

2020 – Chronologie eines Pandemiejahres

Am 8. Dezember 2019 wird die erste COVID-19-Infektion in Wuhan entdeckt, 2020 bringt das Virus den Tourismus weltweit zum Erliegen.

24. 01.	Erste Infektion in Europa, in Frankreich
25. 02.	Erste Corona-Fälle in Österreich
01. 03.	Kurzarbeit kann in Anspruch genommen werden
05. 03.	Island stuft Tirol als Corona-Risikogebiet ein
09. 03.	Italien wird zur »Sperrzone«, Österreicherinnen und Österreicher werden zur Rückkehr aufgefordert
11. 03.	WHO erklärt die COVID-19-Erkrankung zur Pandemie
11. 03.	Antragstellung zur Besicherung von Überbrückungsfinanzierungen der Hausbanken mit Haftungen der ÖHT möglich
12. 03.	Erster österreichischer Todesfall durch COVID-19 bestätigt
13. 03.	Ischgl, Kappl, See, Galtür und St. Anton werden unter Quarantäne gestellt
16. 03.	Lockdown in ganz Österreich: Geschäfte (ausgenommen Grundversorgung) müssen schließen, ebenso Gastronomie, Universitäten und Schulen; Flugbetrieb beschränkt sich auf Rückholflüge; regionale Schließungen von Beherbergungsbetrieben werden verhängt, ab April tritt bundesweites Betretungsverbot in Kraft
19. 03.	AUA stellt Flugverkehr ein

Quelle: Tourismusbericht 2020.pdf, abrufbar auf der Seite des BMLRT

Schon im Januar 2020 gab es Berichte aus Italien von überfüllten Krankenhäusern. Über 300.000 chinesische Gast- und Leiharbeiter hatten das Virus aus China eingeschleppt. Die engen wirtschaftlichen Beziehungen zwischen der Mode-Industrie in Norditalien und China waren wahrscheinlich der Grund für den heftigen Corona-Ausbruch gewesen. Viele Leiharbeiter aus China waren kurz davor angeblich zum Neujahrsfest in ihre Heimat und retour gereist und hatten sich dabei infiziert.

Bereits im Januar 2020 wurde auf dem Weltwirtschaftsforum in Davos über den Great Reset diskutiert. „The Great Reset" ist eine Initiative des Weltwirtschaftsforums (WEF), die eine Neugestaltung der weltweiten Gesellschaft und Wirtschaft im Anschluss an die COVID-19-Pandemie vorsieht.[58]

Mit seiner Panikmache, „Bald wird jeder jemanden kennen, der an Corona verstorben ist", und der Ankündigung von hunderttausenden Toten nur in Österreich, verbreitete Ex-Bundeskanzler Kurz beunruhigende Angstphantasien, die uns Politiker alle betroffen machten und bereitete damit die Möglichkeit vor, binnen weniger Stunden und Tage weitreichende Gesetze im Parlament „im Stundentakt" beschließen zu lassen.

2. Wie habe ich die Situation rund um die Sitzung am 15. März 2020 erlebt?

Aufgrund einer schweren Krebserkrankung im Jahr 2009 mit nachfolgender Stammzellentherapie bin ich Risikopatient, und mein behandelnder Universitätsprofessor hat mir daher empfohlen, in dieser Krisensituation jeglichen Personenkontakt zu meiden. Ich habe mich aus diesem Grund für die nachfolgenden Parlamentssitzungen entschuldigt, habe aber als Parlamentarier meine Aufgaben von Zuhause aus erledigt. Die kurzfristigen Einladungen zu den Parlamentssitzungen, die jetzt folgten, und die Fülle der zu ändernden und zu beschließenden Gesetze machten mir aber eine gründliche Vorbereitung unmöglich.

Als Parlamentarier wurde ich Zeuge einer „Nacht- und Nebelaktion". Die erste Einladung (siehe unten) erreichte mich am 13. März 2020 für eine Nationalratssitzung am 14. März 2020! Das war extrem kurzfristig! So etwas hatte ich noch nie erlebt. Viele Parlamentarier müssen zu den Nationalratssitzungen aus ganz Österreich anreisen. Ich lebe zum Beispiel in Osttirol. Von Tirol aus gab es keine Flüge. Ich hätte die ganze Strecke mit dem Auto fahren müssen, was natürlich noch länger gedauert hätte. Eine Vorbereitung auf die Sitzung wäre völlig unmöglich gewesen. Damals habe ich mir schon die Frage gestellt, warum das Österreichische Parlament nicht schon etwas früher damit begonnen hatte, auf die sich anbahnende Krise zu reagieren.

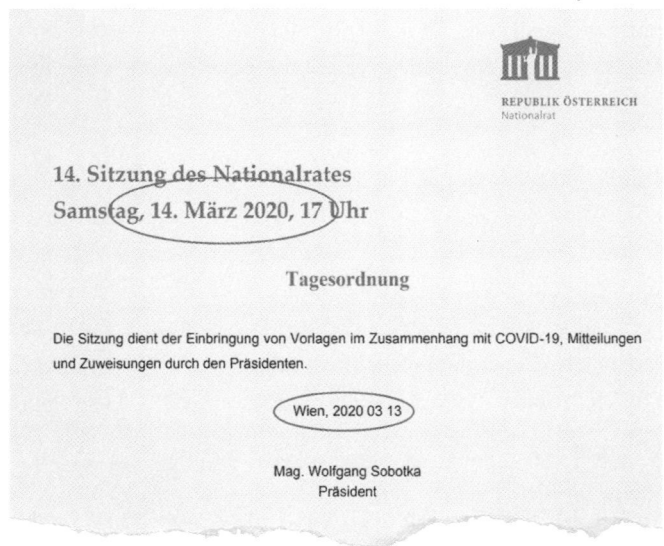

Quelle Bild: TO_04445807.pdf (parlament.gv.at)

Am 14. März 2020 um 17 Uhr fanden die sogenannten Zuweisungssitzungen statt, um die zu behandelnden Unterlagen ins Parlament einzubringen. Nach dieser Parlamentssitzung trat noch am Abend der Budgetausschuss zusammen und bereitete die Inhalte fürs Plenum am nächsten Tag vor. Hier fanden auch erste Diskussionen statt. Aber viel Zeit blieb dafür nicht!

Die Regierung hatte den parlamentarischen Prozess, der normalerweise Monate dauert, auf „einige Stunden" reduziert. Damit tat sie zwar den formalen Vorgaben genüge, um die Materialien ins Parlament weiterzuleiten, reduzierte aber die demokratische Meinungsbildung und Diskussion auf ein Minimum. In meiner langjährigen Karriere als Abgeordneter hatte ich noch nie ein so verkürztes parlamentarisches Verfahren mitbekommen! Ich erlebte das geradezu als Überrumpelung.

Die Formulierung und Entstehung von Gesetzen ist nämlich normalerweise ein relativ komplizierter Vorgang, und das hat seinen Grund. Es sollen auf diese Weise Fehlentscheidungen und Schnellschüsse vermieden werden. Bei Gesetzesvorlagen der Regierung ist eine Begutachtungsperiode üblich, in der sich auch die Fachöffentlichkeit zum Thema äußern kann. Dieser Prozess – vom Entwurf bis zum Gesetz – dauert normalerweise mehrere Monate.

Gleich am nächsten Morgen, am 15. März 2020, um neun Uhr trat der Nationalrat wieder zusammen. Das erste Mal in der Geschichte des Parlaments gab es eine Nationalratssitzung am Sonntag. Auf der Tagesordnung waren vier Punkte mit einer Fülle von wesentlichen Gesetzesänderungen (siehe nachfolgende Tagesordnung), von der „Errichtung des Covid-19-Krisenbewältigungsfonds" bis hin zur „Änderung des Wirtschaftskammergesetzes", die alle unter dem jeweiligen Tagesordnungspunkt gemeinsam diskutiert und abgestimmt wurden. **Jede einzelne Gesetzesänderung hätte einer umfassenden Diskussion und Beratung bedurft, die aber nicht ausreichend stattfinden konnte.**

Kann man das „gesetzliche Budgetprovisorium", hier geht es um die Bewilligung von hohen Beträgen, zwischen Tür und Angel abhandeln? Im Budgetprovisorium 2020 sollten die haushaltsrechtlichen Rahmenbedingungen für die finanzielle Ausstattung des Corona-Fonds sowie die Auszahlung der finanziellen Mittel an die einzelnen Bundesministerien sichergestellt werden.[59]

Beim Tagesordnungspunkt 2 wurden Maßnahmen für die Schulen beschlossen. Durch diese Änderung wurde eine Aussetzung des Unterrichts oder Homeschooling möglich. Damals gab es noch die Hoffnung, dass man durch ein rasches Eingreifen das Virus ausmerzen kann. Auch die Freiheitliche Partei stimmte in dieser aufgeheizten Situation, in der man laut Ex-Bundeskanzler Kurz mit hunderttausend Toten rechnen musste und die Welt Kopf stand, den Beschlüssen zu und bewilligte ein COVID-19-Unterstützungspaket im Ausmaß von vier Milliarden Euro.

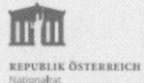
16. Sitzung des Nationalrates
Sonntag, 15. März 2020, 9 Uhr

Tagesordnung

1.) Bericht des Budgetausschusses über den Antrag 396/A der Abgeordneten August Wöginger, Sigrid Maurer, BA, Kolleginnen und Kollegen betreffend ein Bundesgesetz, mit dem ein Bundesgesetz über die Errichtung des COVID-19-Krisenbewältigungsfonds (COVID-19-FondsG) und ein Bundesgesetz betreffend vorläufige Maßnahmen zur Verhinderung der Verbreitung von COVID-19 (COVID-19-Maßnahmengesetz) erlassen sowie das Gesetzliche Budgetprovisorium 2020, das Bundesfinanzrahmengesetz 2019 bis 2022, das Bundesgesetz über die Einrichtung einer Abbaubeteiligungsaktiengesellschaft des Bundes, das Arbeitsmarktpolitik-Finanzierungsgesetz, das Arbeitsmarktservicegesetz und das Arbeitsvertragsrechts-Anpassungsgesetz geändert werden (COVID-19 Gesetz) (102 d.B.)
Berichterstatter: Abg. August Wöginger

2.) Bericht und Antrag des Budgetausschusses über den Entwurf eines Bundesgesetzes, mit dem das Schulunterrichtsgesetz, das Schulunterrichtsgesetz für Berufstätige, Kollegs und Vorbereitungslehrgänge und das Bundesgesetz über die Berufsreifeprüfung geändert werden (103 d.B.)
Berichterstatter: Abg. Mag. Andreas Hanger

3.) Bericht und Antrag des Budgetausschusses über den Entwurf eines Bundesgesetzes, mit dem die Strafprozessordnung 1975 geändert wird (104 d.B.)
Berichterstatterin: Abg. Sigrid Maurer, BA

4.) Bericht und Antrag des Budgetausschusses über den Entwurf eines Bundesgesetzes, mit dem das Wirtschaftskammergesetz 1998 geändert wird (105 d.B.)
Berichterstatter: Abg. Karlheinz Kopf

Wien, 2020 03 14

Mag. Wolfgang Sobotka
Präsident

Quelle: Tagesordnung der ersten Sitzung des österreichischen Nationalrats am 15. März 2020

3. Umfassende Änderung von wesentlichen Gesetzen in der Nationalratssitzung am Freitag, 20. März 2020

Bitte lesen Sie sich die nachfolgend abgedruckte Tagesordnung für die Parlamentssitzung am Freitag, 20. März 2020, langsam durch, nehmen Sie sich dafür die Zeit. Allein beim Tagesordnungspunkt 2 gibt es eine Fülle von wesentlichen Gesetzesänderungen, die eigentlich alle hätten ausführlich diskutiert werden müssen. Und erst danach hätte eine Abstimmung erfolgen dürfen. Wie komplex alle Sachverhalten unter Tagesordnungspunkt 2 waren, erläutere ich weiter unten anhand von zwei Beispielen: dem Epidemiegesetz und dem Medizinproduktegesetz.

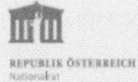

REPUBLIK ÖSTERREICH
Nationalrat

19. Sitzung des Nationalrates
Freitag, 20. März 2020, 12 Uhr

Tagesordnung

1.) Erklärung des Bundesministers für Finanzen gemäß § 19 Absatz 2 der Geschäftsordnung des Nationalrates zum Thema "Tun, was notwendig ist"

2.) Bericht des Budgetausschusses über den Antrag 397/A der Abgeordneten August Wöginger, Sigrid Maurer, BA, Kolleginnen und Kollegen betreffend ein Bundesgesetz, mit dem das Telekommunikationsgesetz 2003, das Bundesgesetz über besondere Förderungen von kleinen und mittleren Unternehmen (KMU-Förderungsgesetz), das Arbeitslosenversicherungsgesetz, das Arbeitsmarktpolitik-Finanzierungsgesetz, das Arbeitsmarktservicegesetz, das Arbeitsverfassungsgesetz, das Gleichbehandlungsgesetz, das Arbeitsvertragsrechts-Anpassungsgesetz, das Allgemeine bürgerliche Gesetzbuch, das Gebührengesetz 1957, das Tabaksteuergesetz 1995, die Bundesabgabenordnung, das Zivildienstgesetz 1986, das Verwaltungsgerichtshofgesetz 1985, das Verfassungsgerichtshofgesetz 1953, das Bundes-Verfassungsgesetz, das Bauarbeiter-Urlaubs- und Abfertigungsgesetz, die Exekutionsordnung, die Insolvenzordnung, die Strafprozessordnung 1975, das Finanzstrafgesetz, das COVID-19-Maßnahmengesetz, das Zustellgesetz, das Künstler-Sozialversicherungsfondsgesetz, das Beamten-Dienstrechtsgesetz 1979, das Vertragsbedienstetengesetz 1948, das Heeresdisziplinargesetz 2014, das Epidemiegesetz 1950, das Ärztegesetz 1998, das Sanitätergesetz, das Gesundheits- und Krankenpflegegesetz, das MTD-Gesetz, das Bundesgesetz über Krankenanstalten und Kuranstalten, das Medizinproduktegesetz, das Apothekengesetz, das Gesundheitstelematikgesetz 2012, das Suchtmittelgesetz, das Allgemeine Sozialversicherungsgesetz und das Pflegefondsgesetz geändert sowie ein Bundesgesetz über die Festlegung von Fristen für Eignungs-, Aufnahme- und Auswahlverfahren an Universitäten, Pädagogischen Hochschulen, Einrichtungen zur Durchführung von Fachhochschul-Studiengängen, Fachhochschulen und Privatuniversitäten für das Studienjahr 2020/21, ein Bundesgesetz betreffend Begleitmaßnahmen zu COVID-19 im Verwaltungsverfahren, im Verfahren der Verwaltungsgerichte sowie im Verfahren des Verwaltungsgerichtshofes und des Verfassungsgerichtshofes, ein Bundesgesetz betreffend Begleitmaßnahmen zu COVID-19 in der Justiz, ein Bundesgesetz betreffend besondere Maßnahmen im Gesellschaftsrecht aufgrund von COVID-19 (Gesellschaftsrechtliches COVID-19-Gesetz – COVID-19-GesG) und ein Bundesgesetz über die Errichtung eines Härtefallfonds (Härtefallfondsgesetz) erlassen werden (2. COVID-19-Gesetz) (112 d.B.)
Berichterstatter: Abg. August Wöginger

3.) Bericht des Ausschusses für Wirtschaft, Industrie und Energie über die Regierungsvorlage (53 d.B.): Bundesgesetz, mit dem das Erdölbevorratungsgesetz 2012 geändert wird (101 d.B.)
Berichterstatter: Abg. Lukas Hammer

Beispiel 1

Beispiel 2

| 4.) | Bericht des Ausschusses für Wirtschaft, Industrie und Energie über die Regierungsvorlage (34 d.B.): Bundesgesetz, mit dem das Berufsausbildungsgesetz geändert wird (100 d.B.) Berichterstatterin: Abg. Dr. Elisabeth Götze |

| 5.) | Bericht des Justizausschusses über die Regierungsvorlage (19 d.B.): Bundesgesetz, mit dem die Rechtsanwaltsordnung, die Notariatsordnung, das Disziplinarstatut für Rechtsanwälte und Rechtsanwaltsanwärter, das EIRAG, das Notariatsprüfungsgesetz, das Rechtsanwaltsprüfungsgesetz und das Rechtsanwaltstarifgesetz geändert werden (Berufsrechts-Änderungsgesetz 2020 – BRÄG 2020) (92 d.B.) Berichterstatter: Abg. Mag. Friedrich Ofenauer |

| 6.) | Bericht des Justizausschusses über die Regierungsvorlage (52 d.B.): Bundesgesetz, mit dem ein Bundesgesetz über das Übergabeverfahren mit Island und Norwegen (Island-Norwegen-Übergabegesetz – INÜG) erlassen wird sowie die Strafprozeßordnung 1975, das Jugendgerichtsgesetz 1988, das Bundesgesetz über die justizielle Zusammenarbeit in Strafsachen mit den Mitgliedstaaten der Europäischen Union, das Auslieferungs- und Rechtshilfegesetz, das Bundesgesetz über die Zusammenarbeit mit dem Internationalen Strafgerichtshof, das Bundesgesetz über die Zusammenarbeit mit den internationalen Gerichten, das Börsegesetz 2018 und das Tilgungsgesetz 1972 geändert werden (Strafrechtliches EU-Anpassungsgesetz 2020 – StrEU-AG 2020) (93 d.B.) Berichterstatterin: Abg. Mag. Agnes Sirkka Prammer |

Quelle: TO_04519279.pdf (parlament.gv.at)

Was denken Sie? Ist es überhaupt möglich, eine solche Fülle von wesentlichen Gesetzen ohne ausreichende Vorbereitung und interne Diskussion so zu beschließen, dass man diese Beschlüsse auch mit Fug und Recht rechtfertigen kann? Alle diese Gesetze haben weitreichende Folgen für unsere Gesellschaft. Ich bin seit 17 Jahren im Parlament und weiß, wie lange man braucht, um sich alle Unterlagen und Materialien gründlich durchzusehen. Dazu hole ich mir in der Regel Rat und Informationen von Betroffenen, Experten und Juristen ein. Erst so lassen sich für mich die Folgen von Gesetzesänderungen objektiv abschätzen. So funktioniert verantwortungsbewusste politische Arbeit. Hier konnte das alles durch den von der Regierung ausgeübten Zeitdruck nicht geschehen.

Konkret gab es in der Corona-Anfangszeit (bis zum 5. April 2020) 134 Gesetze, die auf Vorschlag der Bundesregierung beschlossen oder geändert wurden.[60] Das muss man sich einmal vor Augen führen. Die extrem verkürzte Bearbeitungszeit ohne Begutachtung führte zu legistischen Fehlern. Die Qualität der Gesetze litt. Inhaltlich gab es von Anfang an Kritik seitens der Abgeordneten. So wies die Freiheitliche Partei durch den Abgeordneten Hubert Fuchs darauf hin, dass bei den Paketen und Änderungen viele – vor allem die Klein- und Kleinstunternehmer – den Kürzeren ziehen würden.[61] Der Abgeordnete bemängelte den bisher gegebenen und jetzt fehlenden Rechtsanspruch auf finanzielle Unterstützung und wies darauf hin, dass mit dieser Art von Politik Antragsteller zu Bittstellern gemacht werden.

4. Entrechtung von kleinen Unternehmen durch die Aushebelung des Epidemiegesetzes

Bisher war es so, dass das Epidemiegesetz in den Paragraphen 20 und 32 die gesetzliche Regelung für die behördlich geschlossenen Betriebe festlegte. Paragraph 20 des Epidemiegesetzes definierte, wann ein Betrieb stillgelegt werden konnte. Paragraph 32 des Epidemiegesetzes regelte dazu die Entschädigung, die den Betrieben gezahlt werden musste. Wurden Selbständige und Kleinbetriebe an ihrem Erwerb gehindert, war also bisher wegen dieser Behinderung ihres Erwerbes und den daraus entstandenen Nachteilen aufgrund des Epidemiegesetzes eine Vergütung zu leisten.

Aufgrund des COVID-19-Maßnahmengesetzes trat nun am 17. März 2020 eine neue Verordnung, die den SARS-CoV-2-Ausbruch im März 2020 betrifft, in Kraft. Diese regelt, welche Betriebe betreten werden dürfen und welche nicht, ohne dass das Epidemiegesetz zum Einsatz kam.[62] Somit war eine gerechte Vergütung, wie sie die Betriebe laut Epidemiegesetz vor dieser neuen Verordnung bekommen hätten, jetzt nicht mehr möglich. Die neue Verordnung, die ab diesem Zeitpunkt galt, betrifft zum Beispiel alle Vermieter von Ferienwohnungen und Privatzimmern. Und wir wissen ja, wie sehr der Tourismus in Österreich insgesamt durch die Corona-Krise gelitten hat.

Die Oppositionsparteien FPÖ, SPÖ und NEOS wiesen darauf hin, dass man mit dieser Regelung das Sicherheitsnetz der Selbständigen und Kleinbetriebe zerstören würde. Aber der Vorschlag der Opposition, für die Ein-Personen-Unternehmen und kleinen Unternehmen eine bessere Regelung zu schaffen, wurde abgelehnt.[63] Der im alten Gesetz verbriefte Rechtsanspruch auf Entschädigungszahlungen bei behördlich geschlossenen Unternehmen wurde durch willkürliche Entschädigungen durch die COVID-19-Gesetze ersetzt.[64] Welche Folgen dies nach sich zog, wird am Beispiel der privaten Vermieter weiter unten im Text beleuchtet. **Diese Entrechtung der Selbständigen und Kleinunternehmer wurde, wie die Regierung betont, einstimmig beschlossen. Was sie aber nicht dazu sagt, ist, dass dies nur ermöglicht wurde, weil die Regierung am 20. März 2020 unter Tagesordnungspunkt 2 (siehe oben) unzählige Gesetzesnovellen zusammengefasst hatte und diese als zweites COVID-19-Gesetz in einem großen Paket abstimmen ließ.** Man konnte nur für oder gegen dieses Paket stimmen.

Wir stimmten für das Gesamtpaket, da wir in dieser aufgeheizten Situation nicht gegen Hilfsmaßnahmen für die Menschen stimmen wollten, auch wenn wir gerne Teile der Gesetze abgelehnt hätten.

Aktueller Stand der Entschädigungen nach dem Epidemiegesetz

	Burgenland	Kärnten	OÖ	Wien
Eingebrachte Anträge	11.448	18.000	104.079	51.050
Anträge in Bearbeitung	10.743	5.000	17.500	17.938
Anteil ausbezahlte in % zu eingebrachten Anträgen	2,6%	7,2%	56,8%	29,9%

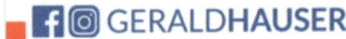 GERALDHAUSER

Quelle: 6928/AB (XXVII. GP) – Stand (August 2021) der Entschädigungen nach dem Epidemiegesetz | Parlament Österreich
Und auch aus: Der Zeitschrift T.A.I., „Ewige EpiG-Epik! Halbe Million Anträge, 56 % davon noch immer nicht erledigt"

5. Mit der Einrichtung der COFAG entstand Intransparenz bei den Entschädigungen

Anstatt die Corona-Entschädigungszahlungen für die Unternehmen über das Finanzamt abzuwickeln, wurde mit der COVID-19-Finanzierungsagentur des Bundes (COFAG) dafür eine eigene Gesellschaft gegründet. Ein Husarenstück der besonderen Art! Schon wieder schuf die Regierung damit einen neuen Leitungsposten und neue bürokratische Strukturen, die Steuergeld kosten. **Der Intransparenz bei der Verteilung der Entschädigungsgelder war damit Tür und Tor geöffnet. Die Entscheidungen der COFAG fallen nämlich nicht unter die parlamentarische Kontrolle**. Die COFAG erlässt außerdem im Unterschied zum Finanzamt keine Bescheide, gegen die man in Berufung gehen kann. Damit haben die Antragsteller keine

Handhabe gegen die Entscheidungen. Das nenne ich Willkür. Der Freiheitliche Abgeordnete Erwin Angerer stellte einen entsprechenden Auflösungsantrag gegen dieses neue bürokratische Monstrum im Plenum am 24. März 2021.[65]

Daher stellen die unterfertigten Abgeordneten nachstehenden

Entschließungsantrag

Der Nationalrat wolle beschließen:

„Die Bundesregierung wird aufgefordert, dem Nationalrat umgehend eine Regierungsvorlage zuzuleiten, die sicherstellt, dass einerseits die COVID-19 Finanzierungsagentur des Bundes GmbH (COFAG) umgehend aufgelöst und andererseits das Bundesministerium für Finanzen mit den der COFAG übertragenen Kompetenzen betraut wird."

Quelle: parlament.gv.at

Dieser Antrag wurde mit den Stimmen beider Regierungsparteien (ÖVP und Grüne) abgelehnt. Diese Abstimmung hat gezeigt: **Die Intransparenz bei den Entschädigungsleistungen war von Regierungsseite gewollt!**

Die Entschädigungen wurden dazu noch sehr schleppend ausbezahlt. Über den jeweils aktuellen Stand der Abwicklung informiert die Fachzeitung Touristik Austria International.[66] [67]

6. Situation bei den kleinen touristischen Betrieben

Gerade in der Tourismusbranche gibt es viele Privatvermieter und kleine Gewerbetreibenden mit mehr als zehn Betten, die mit dem Paragrafen 28 EStG, „Vermietung und Verpachtung" abrechnen.

Auf die Diskriminierung der Privatvermieter bei der Entschädigung über den Härtefallfonds durch ÖVP-Ministerin Elisabeth Köstinger habe ich bereits Ende März 2020 hingewiesen und damals die berechtigte Forderung erhoben, auch die nicht bäuerlichen Privatvermieter über den Härtefallfonds zu entschädigen. Die bäuerlichen Privatvermieter bis zehn Betten wurden bereits am 29. März 2020 über den Härtefallfonds entschädigt, während zu diesem Zeitpunkt die nicht bäuerlichen Privatvermieter bis zehn Betten im Härtefonds nicht berücksichtigt wurden.

Durch unseren Einsatz und unsere Anträge haben wir diese Ungerechtigkeit aufgegriffen und Ende April 2020 erreicht, dass auch die Privatzimmervermieter bis zehn Betten im Härtefallfonds berücksichtigt wurden. Damit werden mit Ende Juni 2020 alle Privatvermieter, egal ob bäuerlich oder nicht bäuerlich, über den Härtefallfonds entschädigt. Aber es gibt immer noch offene Punkte, für die wir uns nach wie vor als einzige Partei einsetzen, wie zum Beispiel die Entschädigung von arbeitslosen Privatvermietern.

Wir waren die erste Partei, die mit Anträgen auf die Nichtberücksichtigung von allen touristischen Vermietern mit mehr als zehn Betten, die ja nicht mehr Privatvermieter sind, hingewiesen und eingefordert haben, dass auch diese Betriebe, die mit dem Paragrafen 28 EStG „Vermietung und Verpachtung" abrechnen, über den Härtefallfonds entschädigt werden und auch einen Umsatzersatz erhalten. Unsere Anträge dazu wurden aber drei Mal im Tourismusausschuss mit den Stimmen der Regierungsparteien von ÖVP und Grünen vertagt und dann auch drei Mal im Plenum des Nationalrates von ihnen abgelehnt.

Erst Ende Februar 2021 ist es uns dann gelungen, diese Blockade durch ÖVP und Grüne zu durchbrechen und endlich eine Lösung für Beherbergungsbetriebe, die nach Paragraf 28 Einkommenssteuergesetz eingestuft sind und mehr als zehn Betten haben, zu finden. Interessant ist, dass auch der „Tiroler Corona-Unterstützungsfonds für Beherbergungsbetriebe" Förderungerechtigkeiten aufweist und unter der Verantwortung von Landeshauptmann Günter Platter (ÖVP) in Tirol beschlossen wurde. Demnach muss der Hauptwohnsitz des Betriebsinhabers mit dem Betrieb identisch sein, was aber wiederum einen Förderausschlussgrund für all jene darstellt, die ihren Wohnsitz nicht dort haben, wo sie vermieten. Auch diese Förderungerechtigkeit haben wir auf Bundesebene kritisiert und dazu im Parlament einen Abänderungsantrag eingebracht, der aber mehrmals von den Regierungsparteien abgelehnt und auch in Tirol falsch umgesetzt wurde.

Touristik Austria Internation (T.A.I.) hat über die Probleme der kleinen Tourismusbetriebe berichtet:[68]

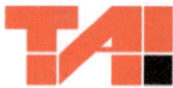
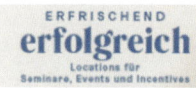
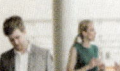
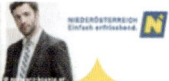
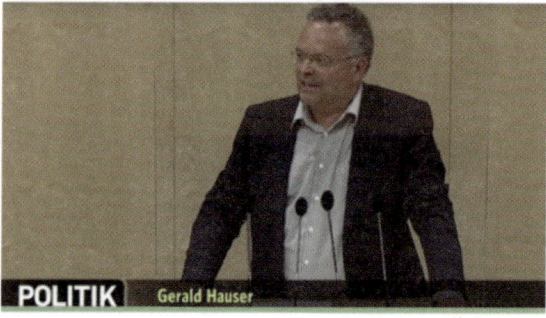

POLITIK   Gerald Hauser

Tourismuspolitik

Verzweifelte Vermieter mit mehr als 10 Betten: Geld nur tröpfelnd, weiterhin „Tohuwabohu"

T.A.I. 24 TOP News

Es ist fast wie ein Kampf gegen Windmühlen: der unermüdliche Einsatz des Tourismusausschuss-Obmanns im Parlament, Gerald Hauser. Seinem wiederholten und beherzten Einschreiten für die Kleinsten der Kleinen der touristischen Beherberger Österreichs, den PrivatvermieterInnen bis maximal 10 Betten und den "touristischen Vermietern mit mehr als 10 Betten, die mit dem EStG Paragraf 28 abrechnen", ist es zu verdanken, dass auch sie Covid-Entschädigungen erhalten – wenn auch nur schrittweise und bei weitem nicht alle. Gerald Hausers aktueller Vorstoß ist doppelt:

Quelle: www.tai.at (Tourist Austria International)

56

7. Medizinprodukte nicht mehr sicher für den Verbraucher?

Eine weitere Gesetzesnovelle, die weitreichende Folgen hat, war die Änderung des Medizinproduktegesetzes (MPG).

Dieses Gesetz regelt die Sicherheit aller Medizinprodukte, ihrer Verbreitung und Verwendung, also die Funktionstüchtigkeit, Leistungsfähigkeit, Sicherheit und Qualität, die Herstellung, das Inverkehrbringen, den Vertrieb, das Errichten, die Inbetriebnahme, die Instandhaltung, den Betrieb, die Anwendung, die klinische Bewertung und Prüfung, die Überwachung und die Sterilisation, Desinfektion und Reinigung von Medizinprodukten und ihres Zubehörs sowie die Abwehr von Risiken und das Qualitätsmanagement beim Umgang mit Medizinprodukten und ihrem Zubehör.

Zu den Medizinprodukten gehören auch Produkte, die in der Corona-Pandemie eine große Rolle spielten und immer noch spielen: Masken, Hygiene-Handschuhe, Visiere, Beatmungsgeräte sowie alle Arten von COVID-19-Tests.

In der Beschlussfassung des Parlaments am Freitag, den 20. März 2020, wurde der Paragraph §113 a in das Gesetz neu eingefügt. Dieser Paragraph ermöglicht es dem Gesundheitsminister, wesentliche Abschnitte des Medizinproduktegesetzes im Falle einer Katastrophe oder Pandemie und wenn die notwendige Versorgung der Bevölkerung ernsthaft gefährdet ist, durch Verordnungen außer Kraft zu setzen.[69]

Als Politiker frage ich mich: Sind jetzt ungetestete Produkte bei uns auf dem Markt? Wie kann man sicherstellen, dass diese Produkte für die Bevölkerung unbedenklich sind? Über die Schadstoffe in den Masken berichtete zuletzt das Schweizer Konsumentenmagazin K-Tipp. Es stellte fest: Die vom Bundesrat (in der Schweiz) vorgeschriebenen Hygienemasken können Kopfweh und Schwindel auslösen sowie die Haut und die Atmungsorgane reizen.[70]

8. Masken – Made in Austria?

Alle von K-Tipp getesteten Masken gaben heikle Schadstoffe ab.[71] Der Großteil der Masken kommt aus China, auch in Österreich. Die Masken von „Hygiene Austria" sollten hier Abhilfe schaffen, ein Imageprojekt von Ex-Bundeskanzler Kurz. Die ganze Sache wurde ein Flop, denn nur 15 Prozent der Masken von Hygiene Austria stammten wirklich aus Österreich. Der Rest waren auf heimische Ware umetikettierte China-Produkte. Dazu kamen in diesem „Vorzeigebetrieb" auch noch Schwarzarbeit und Lohndumping. Offensichtlich wurden sogar die Arbeitsunfälle der Mitarbeiter als Unfälle daheim getarnt.[72] „Eine politische Dimension hat die Causa durch die Tatsache, dass der Geschäftsführer der Firma ein Verwandter der Büroleiterin von Ex-Bundeskanzler Kurz ist."[73]

Aus diesem Grund richtete die SPÖ eine parlamentarische Anfrage an den ehemaligen Kanzler. Neben der „engen Verbandelung" seiner Büroleiterin sei etwa auch der von der ÖVP entsandte ORF-Stiftungsrat Gregor Schütze für die Pressearbeit der Firma zuständig.[74] Selbstverständlich wurde der Ankauf von Masken durch den Bund in den Anfragebeantwortungen als rechtskonform und nach dem Bundesvergabegesetz beschrieben, aber ein fader Beigeschmack blieb. Ende September 2021 wurden wieder Razzien bei Hygiene Austria durchgeführt: Verdacht auf organisierte Schwarzarbeit und schweren gewerbsmäßigen Betrug.[75] Übrigens: Die Austria Hygiene-Masken wurden auch ans Parlament geliefert.[76]

9. Anfrage an den Unterrichtsminister zum Maskentragen in der Schule

Aus den oben genannten Gründen und weil Kinder besonders schützenswert sind, habe ich eine Anfrage zum Tragen der Masken in der Schule gestellt.

5807/J
vom 16.03.2021 (XXVII. GP)

ANFRAGE

des Abgeordneten Mag. Gerald Hauser
und weiterer Abgeordneter
an den Bundesminister für Bildung, Wissenschaft und Forschung

betreffend Tragen von Masken im Unterricht

Quelle: 5807/J (XXVII. GP) - Tragen von Masken im Unterricht | Parlament Österreich

Hier ein Auszug meiner Fragen an den österreichischen Unterrichtsminister Heinz Faßmann:

• Sind aus medizinischer Sicht die Jugendlichen zwischen 14 und 18 Jahren ausgereift und als Erwachsene zu behandeln? Ist die Entwicklung des Gehirns der Jugendlichen zwischen 14 und 18 Jahren bereits abgeschlossen? Ist die Entwicklung der Lunge mit 14 Jahre abgeschlossen?

- Welche Folgen hat der Sauerstoffmangel für Jugendliche ab 14 Jahren? Sind Jugendliche ab 14 Jahren empfindlicher als Erwachsene? Wie wirkt sich das Tragen der Masken auf die Entwicklung des Gehirns der Jugendlichen zwischen 14 und 18 Jahren aus? Wie wirkt sich der Sauerstoffmangel auf die Aufmerksamkeit und Lernfähigkeit der Jugendlichen aus?

- Welche Folgen hat es, wenn man zu viel CO2 einatmet? Sind Jugendliche ab 14 Jahren empfindlicher als Erwachsene? Wir wirkt sich die erhöhte CO2 -Konzentration unter der Maske auf die Aufmerksamkeit und Lernfähigkeit der Jugendlichen aus?

- Sind in den FFP2- bzw. in den MNS-Masken chemische Stoffe, die man einatmen könnte? Können die chemischen Stoffe aus den FFP2- bzw. MNS-Masken gesundheitliche Probleme verursachen? Können die FFP2- bzw. MNS-Masken zu allergischen Reaktionen führen (wegen der Stoffe und Materialien, aus denen sie hergestellt wurden)?

Die Antwort des Unterrichtsministers war für mich wie ein Schlag ins Gesicht. Es sah für mich so aus, als machten sich die verantwortlichen Politiker in den Führungspositionen überhaupt keine Gedanken über die Folgen ihrer fragwürdigen Verordnungen. Wie es unseren Kindern und Jugendlichen mit dem Tragen von Masken und sonstigen Zwängen erging, schien sie gar nicht zu interessieren.

Auszug aus der Antwort des österreichischen Unterrichtsminister zum Maskentragen in der Schule[77]

Quelle: parlament.gv.at

Zunächst wollte mir der Minister klar machen, dass ich als Parlamentarier nicht ohne Weiteres solche Fragen an ihn stellen darf. In diesem Fall ging und geht es um die Gesundheit unserer Kinder und der Unterrichtsminister hielt sich an kleinkrämerischen Formalitäten fest! Dieser erste Absatz im Dokument oben zeigt, dass die Bodenhaftung in der Führungsriege verloren gegangen ist. Der Ernst der Lage wird verkannt. Der Minister wusste und weiß nicht, welche großen Sorgen die Eltern wegen der Coronamaßnahmen in der Schule haben. Dann meinte er, er könne die Sachlage – da es um ärztliche und gesundheitliche Themen gehe – auch gar nicht beurteilen. Und er wies darauf hin, dass er sich bezüglich des Maskentragens von Kindern und Jugendlichen in der Schule ganz auf das Bundesministerium für Gesundheit verlasse und auf vorliegende aktuelle wissenschaftliche Erkenntnisse, die teilweise sogar international seien.

Mein Eindruck ist, dass sich der Bildungsminister nicht die Mühe machen wollte, in eine inhaltliche Diskussion einzusteigen. Warum zählte er keine sachlichen Argumente aus den Studien auf, die er angeführt hatte? Müsste er nicht alle Verordnungen prüfen? Müsste er sich nicht fragen: Kann ich als Bildungsminister guten Gewissens zulassen, dass in meinem Zuständigkeitsbereich solche Zwangsmaßnahmen gegen Kinder und Jugendliche verhängt werden? Ich denke, wenn der Bundesminister eine Entscheidung trifft, muss er sich zuvor auch ausreichend informieren und seine per Verordnung vorgegebenen „Schutzmaßnahmen" durch sachliche Argumente untermauern können. Existenzielle Fragen werden also mit dünnen formalen Antworten abgetan. Man möchte zwar lebensfremde und -feindliche Zwangsmaßnahmen an unseren Kindern durchsetzen, aber nicht persönlich dafür verantwortlich sein.

Eine Zensur findet statt

1. Gibt es das – Einschüchterung von Journalisten?

Leider wird es für Journalisten immer schwerer objektiv zu berichten. Hier ein Beispiel: Mike Vogl, OE24-Journalist, wurde am Freitag, den 21. Mai 2021, festgenommen. OE24 ist ein österreichischer Nachrichtensender. Vogl berichtete vom Besuch des damaligen Bundeskanzlers Sebastian Kurz in Salzburg. Die Stimmung war aufgeheizt. Es gab Proteste, welche Herr Mike Vogl filmte. OE24 schildert die Festnahme:

„‚Ich habe gefilmt, plötzlich wurde ich von hinten angerempelt – das waren eben die drei Polizisten.' Als Vogl sagte: ‚Lasst mich hier arbeiten', ging es schnell: ‚Man hat versucht, mir die Hände hinten zusammenzubinden. Als das nicht ging, wurde ich gegen eine Glasscheibe gedrückt. Ich hatte arge Striemen an der Hand.' In Handschellen ging's in den Polizeibus, mit Blaulicht ins Wachzimmer Rathaus, wo Vogl eine Anzeige wegen ‚aggressiven Verhaltens' bekam: Bis zu 500 Euro Verwaltungsstrafe – oder eine Woche Haft."[78]

Worin die Aggressivität Vogls bestanden hatte, konnte man zum damaligen Zeitpunkt nicht sagen. Es fehlte der Bericht. Die Begründung für das Vorgehen der Polizei finden wir in der Anfrage der FPÖ-Bundesrätin Marlies Steiner-Wieser.[79] In der Beantwortung des Innenministers auf ihre Fragen zum Vorfall wird das Vorgehen folgendermaßen begründet:

„Durch zumindest drei an der Festnahme beteiligte Exekutivbedienstete wurde der mehrmalige Versuch des betreffenden Journalisten wahrgenommen, mit massiver Körperkraft und

aggressiven verbalen Äußerungen, eine zum Schutz des Herrn Bundeskanzlers errichtete polizeiliche Absperrung, welche auf Grund einer äußerst aggressiven Spontankundgebung ‚aufgezogen' werden musste, zu überwinden." [80]

Der Vorfall ereignete sich im Übrigen im Zuge eines Pressetermins, somit war die Anwesenheit von Journalisten vorgesehen. Aber nicht nur in Österreich wird die freie journalistische Arbeit eingeschränkt. Ken FM war ein beliebtes Info-Portal im deutschsprachigen Raum mit kritischen Meinungen. Wegen angeblicher Falschinformationen zur Covid-19-Pandemie sperrte Youtube den KenFM-Kanal dauerhaft. [81, 82]

Der Betreiber wurde als Verschwörungstheoretiker und „neurechts" abgestempelt. Auch dem bekannten deutschen Journalisten Boris Reitschuster wird das Leben schwer gemacht. Dr. Milosz Matuschek, sechs Jahre Kolumnist bei der Neuen Zürcher Zeitung, wurde aufgrund seiner kritischen Haltung zur Coronapolitik entlassen. [83] Regierungskritische Journalisten auf der ganzen Welt erfahren seit Beginn des Corona-Regimes eine Zensur-Welle, die in demokratischen Gesellschaften ihresgleichen sucht. In Deutschland werden sie meist als „Nazis" verunglimpft und ausgegrenzt. Das öffentliche Meinungsspektrum verengt sich dadurch. Journalisten und Medienschaffende versuchen deshalb ihre Beiträge auf neu errichteten Plattformen zu präsentieren, um der Bevölkerung weiterhin alternative Informationsmöglichkeiten bieten zu können.

2. Gibt es die Meinungsfreiheit noch?

In Österreich steht im Staatsgrundgesetz Artikel 13: „Jedermann hat das Recht, durch Wort, Schrift, Druck oder durch bildliche Darstellung seine Meinung innerhalb der gesetzlichen Schranken frei zu äußern." In Artikel 5 des Grundgesetzes der Bundesrepublik Deutschland heißt es ausdrücklich: „Eine Zensur findet nicht statt." Mit dem Grundgesetz erhält die Bevölkerung also die Garantie, dass sie ihre Meinung frei äußern kann. Dies gilt selbstverständlich auch für Journalisten und Medien. „Freie Meinungsäußerung" bedeutet auch, dass jeder die Regierung und ihre Politik kritisieren darf. Nur in undemokratischen Staaten greift die staatliche Zensur ein, denn dort möchte man, dass die Bürger nur Informationen erhalten, die auf Regierungslinie liegen. Hier wird Kritisches und Hinterfragendes zensiert, das heißt Texte, Bilder oder Filme werden entfernt, gestrichen, gelöscht, verändert.[84]

Seit Beginn der COVID-19-Pandemie gibt es die Zensur nun auch bei uns – in den bisher als demokratisch bezeichneten Ländern. Zahlreiche YouTuber mussten mit Schrecken feststellen, dass ihre Videos, die sie auf YouTube hochgeladen hatten, gelöscht wurden. So erging es beispielsweise dem Wiener Psychiater Dr. Raphael Bonelli, der mit seinen objektiven und philosophisch-hinterfragenden Videos großen Anklang findet und mehr als 30.000 Abonnenten hat.[85]

In der Regel reagieren die Urheber nach der ersten Löschung zu Recht mit einer Art Angstschock. Ein solches Vorgehen hatten sie in einer Demokratie einfach nicht erwartet. Wenn sich der erste Schreck gelegt hat, fragen sie sich, warum es zu dieser Löschung kam. Sie zermartern sich den Kopf. War es das Wort „impfen"? Oder hatten sie irgendeinen Namen erwähnt, der auf einer Negativliste steht? Auf die Frage nach dem Grund erhalten sie oft nicht einmal eine Antwort. Wer über ensprechende Geldmittel verfügt, konsultiert einen Anwalt, um sein

Recht auf freie Meinungsäußerung einzuklagen. Manchmal haben die Kläger mit ihren Klagen Erfolg. Es kann aber auch sein, dass ein über Jahre aufgebautes und gespeichertes Informationsangebot ganz von der Bildfläche verschwindet.

3. Ist durch Social-Media ein freier Informationsfluss möglich?

Jeder kann auf Facebook oder auf anderen Social Media-Kanälen seine Meinung kundtun - das denken viele. Was nicht alle wissen ist, dass soziale Medien spezielle Mitarbeiter beschäftigen, die die Beiträge kontrollieren und zensieren. Nicht alles darf die Öffentlichkeit erreichen. Diese Einschränkungen nehmen seit Corona unverkennbar zu.

Laut Bericht einer ehemaligen Facebook-Mitarbeiterin, die für mehrere Monate in einem Löschzentrum tätig war, wurden zum Beispiel deutsche Bundestagswahlen über die sozialen Medien beeinflusst. Meinungen der Nutzer wurden bewusst manipuliert, kritische Informationen wurden durch Sperren und Löschen unterdrückt. Dabei wurde zum Beispiel gezielt gegen die AfD vorgegangen, wie auch gegen Kritik an der Flüchtlingspolitik oder an der EU allgemein.[86]

Auf meinem Facebook-Account wurde dieser Post gelöscht und bei Facebook-Freunden, die den Post geteilt hatten, erschien folgende Nachricht:

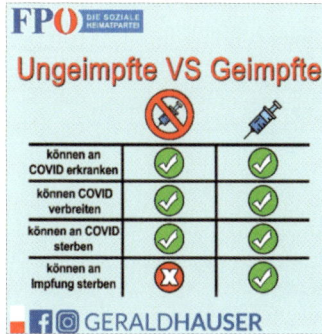

Quelle: Gerald Hauser

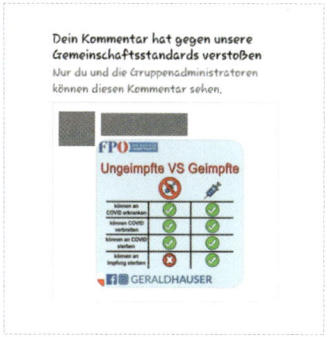

Quelle: Facebook

Unter Demokratie stelle ich mir etwas anderes vor, nämlich eine Pluralität der Meinungen. Das bedeutet, verschiedene Meinungen, Lebensstile und Interessen können gleichberechtigt nebeneinander existieren. Durch die Einschränkungen in den sozialen Medien kommt es zur einseitigen Beeinflussung der öffentlichen Meinung, was der Meinungsfreiheit widerspricht.

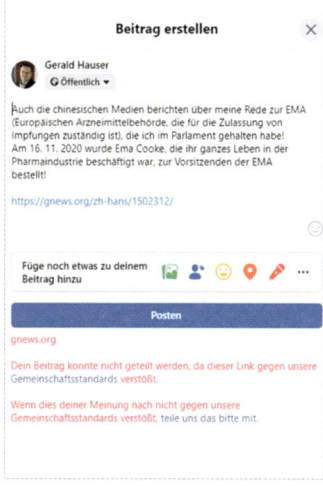

Den in China auf Facebook veröffentlichten Beitrag über meine Rede zur EMA wollte ich bei mir auf Facebook teilen, was mir von Facebook untersagt wurde, siehe Kommentar unten.

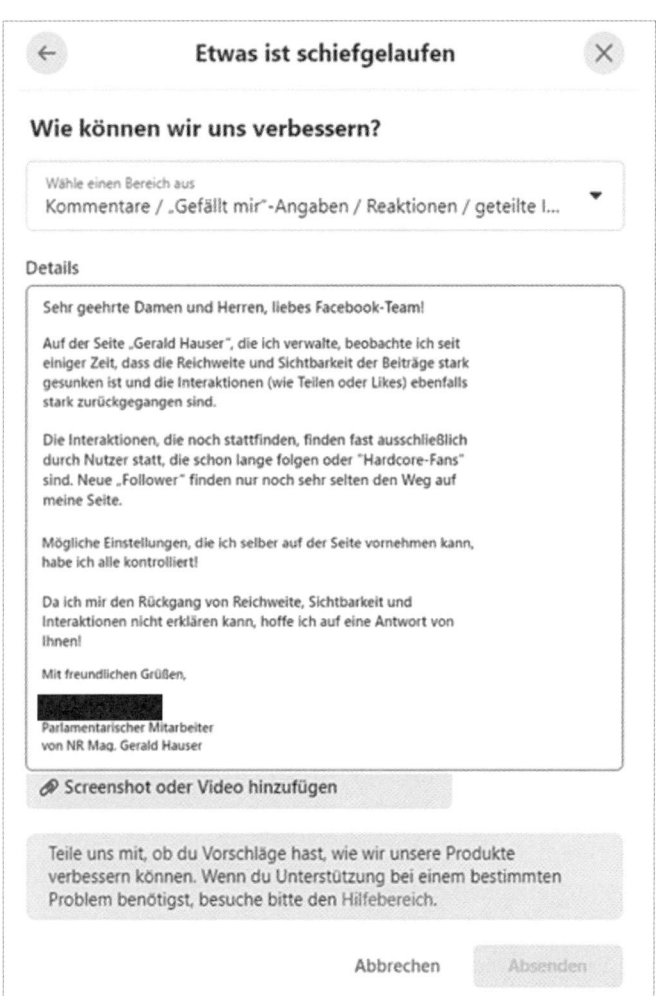

Etwas ist schiefgelaufen

Wie können wir uns verbessern?

Wähle einen Bereich aus
Kommentare / „Gefällt mir"-Angaben / Reaktionen / geteilte I...

Details

Sehr geehrte Damen und Herren, liebes Facebook-Team!

Auf der Seite „Gerald Hauser", die ich verwalte, beobachte ich seit einiger Zeit, dass die Reichweite und Sichtbarkeit der Beiträge stark gesunken ist und die Interaktionen (wie Teilen oder Likes) ebenfalls stark zurückgegangen sind.

Die Interaktionen, die noch stattfinden, finden fast ausschließlich durch Nutzer statt, die schon lange folgen oder "Hardcore-Fans" sind. Neue „Follower" finden nur noch sehr selten den Weg auf meine Seite.

Mögliche Einstellungen, die ich selber auf der Seite vornehmen kann, habe ich alle kontrolliert!

Da ich mir den Rückgang von Reichweite, Sichtbarkeit und Interaktionen nicht erklären kann, hoffe ich auf eine Antwort von Ihnen!

Mit freundlichen Grüßen,

Parlamentarischer Mitarbeiter
von NR Mag. Gerald Hauser

Screenshot oder Video hinzufügen

Teile uns mit, ob du Vorschläge hast, wie wir unsere Produkte verbessern können. Wenn du Unterstützung bei einem bestimmten Problem benötigst, besuche bitte den Hilfebereich.

Abbrechen   Absenden

Quelle: Screenshot Facebook

Besonders manipulativ ist der sogenannte „Shadowban" – eine Form der Zensur, die dem Nutzer vorgaukelt, dass sein Beitrag ganz normal veröffentlicht wird. Andere Nutzer finden diesen

Beitrag jedoch nur, wenn sie gezielt danach suchen. Die zensierte Person erfährt nie, dass sie zensiert wird! Für sie sind alle Beträge sichtbar. Ich vermute, dass auch gegen mich ein Shadowban vorliegt – siehe Seite 68. Eine Antwort auf unser Schreiben an Facebook haben wir übrigens nicht erhalten.

4. Pressekonferenzen als politisches Steuerinstrument?

Zu den Pressekonferenzen der Politiker und Ministerien werden meist die bekannten Zeitungen sowie Radio- und Fernsehsender, also die sogenannten Mainstreammedien, eingeladen. Sie sollen dann der Bevölkerung berichten, was aus Sicht der Regierungskreise ansteht.

In den ersten drei Monaten der Corona-Pandemie – vom 27. Februar bis zum 31. Mai 2020 – hat die österreichische Regierung insgesamt 142 Pressekonferenzen abgehalten. Die meisten dieser Pressekonferenzen gab der ehemalige Bundeskanzler. Davon waren 111 zum Thema Corona direkt und weitere thematisch zumindest eng damit verbunden. **Das bedeutet: Es wurde mehr als eine Pressekonferenz zu COVID-19 pro Tag abgehalten!** Dies geht aus den Anfragebeantwortungen des FPÖ-Abgeordneten Michael Schnedlitz (Anfragen 2153/J – 2166/J und 2208/J) hervor.[87]

Pressekonferenzen	Gesamt	zu Corona
Bundeskanzleramt	103	min. 80
Bundesministerium für Soziales, Gesundheit, Pflege und Konsumentenschutz	15	14
Bundesministerium für Arbeit, Frauen und Jugend	0	0
Bundesministerium für Bildung, Wissenschaft und Forschung	13	13
Bundesministerium für europäische und internationale Angelegenheiten	0	0
Bundesministerium für Inneres	4	4
Bundesministerium für Justiz	2	0
Bundesministerium für Kunst, Kultur, öffentlichen Dienst und Sport	3	0
Bundesministerium für Landesverteidigung	0	0
Bundesministerium für Landwirtschaft, Regionen und Tourismus	0	0
Bundesministerium für Digitalisierung und Wirtschaft	2	0
Bundesministerium für Klima, Umwelt, Energie, Mobilität, Innovation und Technologie	0	0
Anzahl	**142**	**111**

Anzahl der Pressekonferenzen vom 27. Februar bis zum 31. Mai 2020

Aus den Zahlen in der Tabelle geht hervor, welche wichtige Rolle die Medien in der Corona-Krise eingenommen haben und noch immer einnehmen. Man wollte die Bevölkerung mit Informationen überfluten. Die Menschen sollten nicht mehr zur Besinnung kommen. „Am 28. Mai 2020 etwa fanden gleich drei Pressekonferenzen an einem Tag statt. Um 9 Uhr sprach der ehemalige Gesundheitsminister Rudolf Anschober (Grüne) zur „*Corona-Maßnahmen-Evaluierung: Auf den richtigen Zeitpunkt kommt es an*". Um 09.30 Uhr war Wirtschaftsministerin Margarete Schramböck (ÖVP) dran („*Investitionskontrolle*"). Abgerundet wurde der medienintensive Vormittag um 11.30 Uhr von Vizekanzler Werner Kogler (Grüne) und Finanzminister Gernot Blümel (ÖVP), die über den „*Künstlerinnen- und Künstlerfonds*" informierten."[88]

Nicht immer hatten die Minister auch etwas zu sagen. So titelte Der Standard am 19. Februar 2021: „Karoline Edtstadler trat vor die Medien und erklärte: nichts." Warum dann so viele Pressekonferenzen, wenn nichts zu sagen ist? „Türkis-Grün nutzt die Krise zur beispiellosen Selbstinszenierung und drängt sich, wo immer möglich, ins Rampenlicht. Mit vielen Presse-Auftritten lässt sich wohl auch gut von den unangenehmen Korruptionsermittlungen gegen ÖVP-Politiker ablenken", mutmaßte die Neue Zeit.at.[89] Ganz von der Hand zu weisen, ist das in meinen Augen nicht!

Ein Schmankerl am Rande: Der österreichische Innenminister hielt nur vier Pressekonferenzen zu Corona ab, für diese vier Medienauftritte wurde Acrylglasschutz für Rednerpulte um 6.384 Euro angeschafft. Im Vergleich zur geradezu massiven Plünderung der Steuerkassen für Impfstoffe, Masken, Tests und der Bezahlung der PR-Agenturen natürlich nur eine Kleinigkeit. Für Aufregung sorgte auch eine Pressekonferenz der österreichischen Bundesregierung nach Ministerratssitzungen, zu der nur ausgewählte Journalisten Zugang hatten. Die kritischen Medien erhielten keine Akkreditierung, das heißt keinen Zugang. Dies widerspricht der Pressefreiheit und ist einer Demokratie nicht würdig.

5. Wie viel haben die Regierungen für Corona-Werbung ausgegeben?

Gut 21 Millionen Euro für Werbung meldete das Bundeskanzleramt der Medienbehörde KommAustria für das Gesamtjahr 2020. Nimmt man alle Ministerien zusammen waren es insgesamt unvorstellbare 47 Millionen Euro Werbekosten.[90]

Hier eine Übersicht der Werbeausgaben und der Vergleich mit dem Jahr 2019:

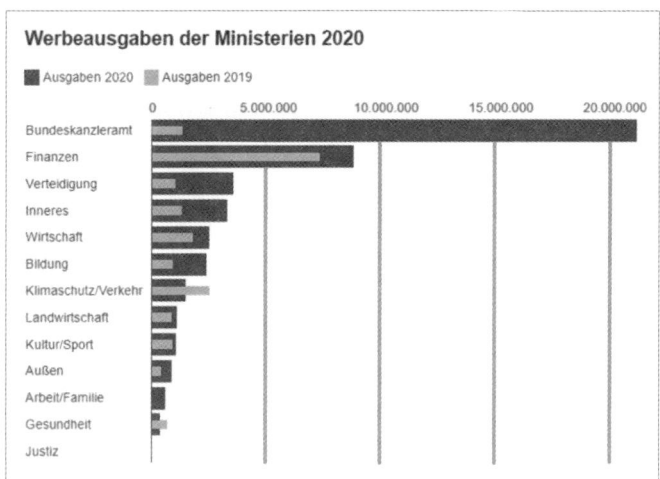

Quelle: KommAustria / RTR

1.443 Prozent betrug die Steigerung der eigenen Werbeausgaben des Kanzleramts im Jahr Eins der „Pandemie" – wie man in der Grafik gut erkennen kann. „Der Rechnungshof schloss nach Prüfung von Meldungen nach dem Medientransparenzgesetz, dass ein Drittel der Buchungen oder mehr nicht kundgetan werden und das Volumen der öffentlichen Werbung noch ein gutes Stück größer ist", erklärte Der Standard.[91] Somit spiegeln die obengenannten Ausgaben nur einen Teil der wirklich angefallenen Ausgaben wider, sie waren offensichtlich noch deutlich höher.

In Deutschland sind die Werbeausgaben von Regierung und Ministerien ebenfalls gestiegen. Die Bruttowerbeausgaben aller Ministerien und der Regierung als Ganzes stiegen von 60 Millionen im Jahr 2019 auf rund 150 Millionen Euro im Jahr 2020, berichtet die FAZ. Den größten Anstieg verzeichnete laut diesem Bericht das deutsche Gesundheitsministerium. Die Werbeausgaben sind dort von rund drei Millionen im Vorjahr auf 60 bis 70 Millionen Euro angewachsen. Der größte Anteil der Ausgaben ging an die 35 Millionen Euro schwere Kampagne „Zusammen gegen Corona". Die Werbung für die Corona-App kostete die deutsche Bundesregierung bisher 13 Millionen Euro.[92] In mir erweckt das den Eindruck, als zahlten die Bürger von ihrem sauer verdienten und entrichteten Steuergeld die Angst-Propaganda, mit der sie dann anschließend massiv eingeschüchtert und reglementiert werden.

„Man kann einen Teil des Volkes die ganze Zeit täuschen und das ganze Volk einen Teil der Zeit. Aber man kann nicht das gesamte Volk die ganze Zeit täuschen." (Abraham Lincoln)

Fragen an den Arzt
Dr. Hannes Strasser

1. Wie kam es zu der Idee, ein Buch über COVID-19 zu veröffentlichen?

Der Entschluss, diesen Beitrag zu veröffentlichen, reifte ganz langsam in mir heran und das hatte folgende Gründe:

Erstens bin ich genesen. In meinem Blut zirkulieren seitdem neutralisierende Antikörper. Damit gehöre ich automatisch zu der am besten gegen COVID-19 geschützten Gruppe überhaupt. 2020 erkrankte ich an COVID-19. Ich hatte starke Symptome, wie bei einer Grippe, mit hohem Fieber, Durchfall, Appetitverlust und Schmerzen am ganzen Körper. Außerdem sank meine Sauerstoffsättigung im Blut, weshalb ich für einige Tage in der Universitätsklinik Innsbruck zur weiteren Behandlung und Beobachtung stationär aufgenommen wurde.

Zweitens bin ich gegen COVID-19 geimpft. Im Frühjahr wurde unter uns Ärzten für die Impfung geworben. Aus Verantwortungsbewusstsein – und damaligem (Un)-Kenntnisstand – habe ich mich daraufhin dazu überreden lassen, mich zu impfen, und zwar mit dem Impfstoff von AstraZeneca. Diesen Schritt bedaure ich mittlerweile; denn es wird immer klarer, dass die derzeitigen Impfungen nicht gut genug wirken. Außerdem gibt es immer mehr Berichte über schwere Nebenwirkungen. Noch dazu bin ich als Genesener viel besser geschützt als mit einer Impfung.

Drittens führe ich seit Dezember 2020 in meiner Ordination COVID-19-Antigentests durch. Darüber hinaus nehme ich Blut für COVID-19-Antikörper-Tests ab, die dann einem medizinischen Labor befundet werden.

Viertens impfe ich seit dem Frühjahr 2021 Patientinnen und Patienten nach genauer Aufklärung und Einwilligung in die Impfung gegen COVID-19. Zuletzt führte ich praktisch keine Impfungen mehr durch, weil die niedergelassenen Ärzte in Tirol längere Zeit keinen Impfstoff erhielten, sich die ganze Impfkampagne auf einige Impfstraßen konzentrierte und das Interesse an den Impfungen deutlich gesunken ist. Außerdem ist meine Skepsis gegenüber den derzeitigen Impfungen leider deutlich angestiegen. Und da bin ich nicht der einzige Arzt.

Fünftens habe ich in den letzten eineinhalb Jahren als Facharzt, Notarzt und Betroffener die wissenschaftliche Literatur, Veröffentlichungen und Fach-Blogs zum Thema COVID-19 intensiv verfolgt. Ich verfüge somit über ein – meiner Meinung nach – profundes Wissen zu diesem Thema.

Und sechstens habe ich täglich mit Patientinnen und Patienten, mit Geimpften, Impfwilligen, Genesenen und zu Testenden zu tun, mit ihren Erfahrungen, Ängsten und Fragen. Als Arzt mit einer eigenen Ordination und persönlich Betroffener kann ich somit nicht nur theoretisch über COVID-19 reden, sondern auch über unzählige Erfahrungen und Beobachtungen berichten, meine eigenen und die von vielen anderen Personen.

Es ist daher kein Wunder, dass ich laufend zu diesem Thema befragt werde, von Familienangehörigen, Freunden, Bekannten oder Patientinnen und Patienten. Dabei musste ich
feststellen, dass das Wissen in der Bevölkerung oft nicht mit
den neuesten wissenschaftlichen Publikationen Schritt halten kann. Und auch Medien und Politiker verfügen oft nicht
über das Wissen zum aktuellen Stand der medizinischen Forschung. Wie sollen sie auch? Jeden Tag werden unzählige wissenschaftliche Beiträge veröffentlicht, mit oft überraschenden
und bahnbrechenden neuen Erkenntnissen. Hier den Überblick zu behalten, ist sicherlich nicht einfach.

Ich werde sehr oft um Ratschläge gefragt. Die häufigsten an
mich gerichteten Fragen habe ich hier im Buch aufgegriffen und
beantworte sie gemäß dem aktuellen Wissensstand und nach
bestem Wissen und Gewissen. Es ist mir dabei wichtig, nicht
den oft verwendeten medizinischen Fachjargon zu verwenden,
sondern die Fragen möglichst kurz und auch für medizinische
Laien verständlich zu erklären. Aber nun der Reihe nach!

2. Was verursacht COVID-19?

COVID-19 ist eine virale Atemwegserkrankung, die durch
das SARS-CoV-2 Virus (abgekürzt für Englisch severe acute
respiratory syndrome corona virus type 2) verursacht wird.[93]
Dieses Virus ist ein sogenanntes RNA-Virus (die Erbinformation im Virus besteht aus einem einzelnen Strang RNA, nicht
aus DNA wie z.B. beim HPV- oder Herpes-Virus oder beim
Menschen) aus der großen Familie der Corona-Viren. Diese
sind weit verbreitet und verursachen ungefähr ein Drittel aller
Erkältungskrankheiten. Die meisten Corona-Viren sind also
ungefährlich. Außerdem ist unser Immunsystem seit frühes-

ter Kindheit mit Corona-Viren vertraut. Diese Viren sind also nichts Neues. Wir alle leben laufend mit diesen Viren.

Daneben gibt es aber auch einige wenige gefährliche Corona-Viren. Engste Verwandte des SARS-CoV-2-Virus sind das SARS-CoV-1-Virus (2002 aufgetreten, Sterblichkeit bei den Erkrankten 9,6 Prozent weltweit) und das MERS-Virus (2012 aufgetreten, Sterblichkeit bei den Erkrankten weltweit 34,4 Prozent)[94]. Bei diesen Virus-Infektionen war also die Sterblichkeit sehr hoch.

Das SARS-CoV-2-Virus ist sehr klein und nur zwischen 80 und 140 nm (Nanometer) groß.[95] Es wird im nahen Kontakt zwischen Menschen durch Tröpfchen und Aerosole, also über die Atmung, verbreitet. Das Virus ist genetisch hochvariabel. Das bedeutet, dass das Virus sehr häufig und schnell mutiert. So kann es sich rasch an veränderte Situationen anpassen, und neue Mutanten (Variationen) des Virus können so zum Beispiel Impfungen umgehen.

Das SARS-CoV-2-Virus hat wie alle Viren keinen eigenen Zellstoffwechsel. Es kann nur außerhalb des Wirts, also außerhalb des Menschen, übertragen werden. Für die Vermehrung benötigt es aber die Zellen des Wirts, also des infizierten Menschen.

3. Woher kommt das Virus?

Das SARS-Cov-2-Virus trat erstmals 2019 in Wuhan, einer Millionenstadt in China, auf.[96] Von dort verbreitete es sich 2020 rasch auf alle Kontinente. Diese Tatsache ist unumstritten.

Bereits am 26. März 2020, also sehr schnell nach dem Beginn der Infektion, erklärte die WHO, dass „alle vorliegenden Beweise darauf hindeuten, dass das Virus vermutlich einen natürlichen tierischen Ursprung" hat und „kein manipuliertes oder konstruiertes" Virus ist, dass es also auf natürlichem Weg von einem Tier auf den Menschen übergesprungen und nicht aus einem Labor entwichen ist.[97] Diese Hypothese wurde über ein Jahr von den meisten Wissenschaftlern, Politikern und Medien weltweit propagiert.

In Wuhan befindet sich auch ein Hochsicherheits-Labor der chinesischen Regierung, das von China finanziert wurde und zu dem Frankreich die Sicherheitstechnologie lieferte.[98] Schon bald gab es Gerüchte, dass das Virus aus diesem Labor entkommen sein soll, besonders in den USA.[99] Das Wuhan Institut für Virologie beherbergt die größte Sammlung von Viruskulturen in Asien.[100] Außerdem fand dort auch sogenannte „gain-of-function"-Forschung an Fledermaus-Coronaviren statt.[101] Dabei wurden Fledermaus-Corona-Viren ansteckend und gefährlich für den Menschen gemacht.

Diese Art der Forschung zielt unter anderem darauf ab, Krankheitserreger zu erforschen und neue Impfstoffe zu entwickeln, um für künftige Pandemien vorbereitet zu sein. Diese Technologie kann aber prinzipiell auch für die Konstruktion von Biowaffen angewendet werden. Sie ist in der Wissenschaft daher sehr umstritten, weil immer das Risiko besteht, dass so ein neuer Krankheitserreger aus einem Labor entkommen kann.

Am 15. März 2020 erschien in der Oberösterreich-Ausgabe des „Kurier" ein Interview mit dem früheren Vorstand der Klinischen Abteilung für Infektiologie und Tropenmedizin der Medizinischen Universität Wien, Professor Dr. Wolfgang Graninger, einem der angesehensten Ärzte und Wissenschaftler Österreichs. In diesem Interview erklärte Prof. Graninger, dass das Virus angeblich für die USA bestimmt war, damit die Wirtschaft dort „ordentlich kracht", dass es dann aber durch einen Unfall aus dem Labor in Wuhan entwichen sei.

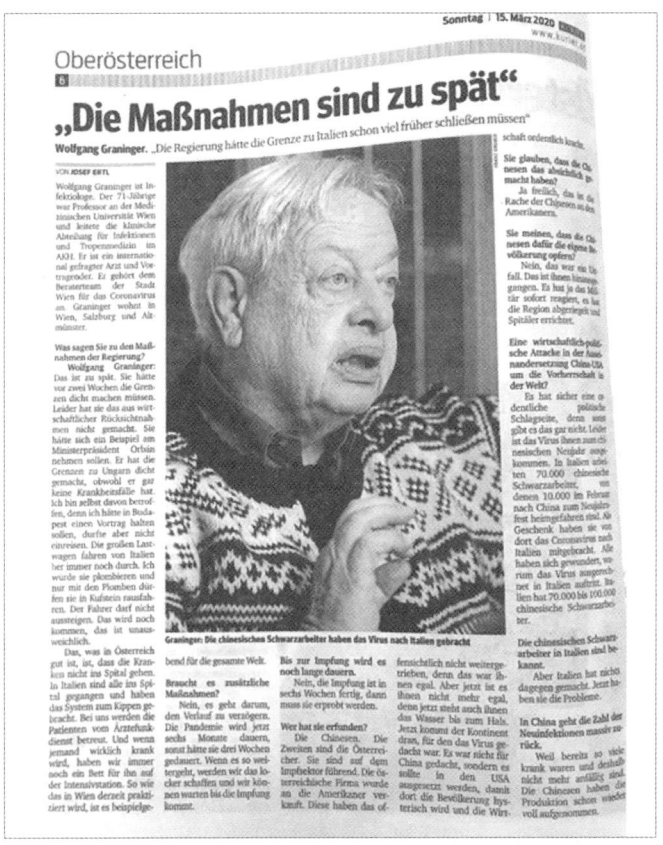

Interview mit Professor Wolfgang Graninger im "Kurier" am 15. März 2021

Dieses Interview wurde in der Kurier-Printausgabe veröffentlicht. Im Internet war es nur kurz zu lesen, dann tauchte der folgende Vermerk auf:

„In einem Interview vom 15. März mit dem KURIER verbreitete der emeritierte Universitätsprofessor Wolfgang Graninger Verschwörungstheorien. Die KURIER Redaktion distanziert sich von den Aussagen von Wolfgang Graninger in dem Interview vom 15. März." [102]

Die Meinung von hochrangigen Experten und Wissenschaftlern, dass das Virus auch aus dem Labor in Wuhan entwichen sein könnte, wurde lange Zeit als „Spinnerei" abgetan. Bis heute konnte aber der tierische Wirt, der natürliche Ursprung, nicht identifiziert werden.

Überraschend fand die Labor-Hypothese aber diesen Sommer die endgültige „offizielle" Anerkennung, als der Leiter der WHO-Kommission, die den Ursprung des SARS-CoV-2-Virus in China untersuchte, öffentlich erklärte, dass das Virus „wahrscheinlich" aus dem Labor in Wuhan stammt.[103] Und der „Kurier", der die Expertenmeinung von Prof. Graninger im März 2020 noch als „Verschwörungstheorie" gebrandmarkt und zensuriert hatte, titelte am 13. August 2021 „WHO-Experte: Infektion in Wuhan-Labor wahrscheinliche Hypothese".

Festzuhalten ist aber, dass es nach wie vor keine eindeutigen Beweise dafür gibt, woher das Virus wirklich stammt. Von einem Tier übergesprungen auf den Menschen oder aber aus einem Labor?

4. Waren wir auf die COVID-19-Pandemie vorbereitet?

Nein.

Seit 2000 gab es immer wieder große internationale Planspiele, in denen diverse Epidemie-Szenarien durchgespielt wurden. Zuletzt wurde unter Führung des Johns Hopkins Center for Health Security, zusammen mit dem Weltwirtschaftsforum und der Bill-Gates-Stiftung, im Jahr 2019 in der Übung „Event 201" eine Corona-Pandemie durchgespielt.[104] Dabei wurde der Ausbruch eines neuartigen Corona-Virus, das von Fledermäusen über Schweine auf Menschen übergesprungen war, durchgespielt. Die Experten diskutierten, welche Maßnahmen für welche Bereiche notwendig wären.

Eigentlich sollten also die Gesundheitssysteme und die Politik gut vorbereitet, gewesen sein. Und angeblich lagen Pandemie-Pläne fix und fertig in den Schubladen. Doch das stimmt nicht. Die Gefahr einer Pandemie wurde einfach unterschätzt. An Maßnahmen wie Grenzschließungen aller Länder, Lockdowns und Zwangsimpfungen dachte bis 2020 in den Reihen der politisch Verantwortlichen in Europa praktisch niemand.

Zunächst muss festgestellt werden, dass in ganz Europa in den vergangenen Jahren und Jahrzehnten die Gesundheitssysteme und die Verwaltungen der Staaten heruntergefahren wurden. [105, 106] Die Zahl der Krankenhäuser und der Krankenhausbetten, insbesondere der Intensivbetten, wurde reduziert. Das gilt auch für das Personal in den Gesundheitsverwaltungen. Dazu kommen noch ein chronischer Ärztemangel und ein ausgeprägter Pflegenotstand.[107, 108, 109, 110] Das alles führte dazu, dass unsere Gesundheitssysteme generell keine Reserven haben. Außerordentliche Katastrophen, wie eben eine Pandemie, bringen die Gesundheitssysteme sehr schnell an ihre Grenzen.

Das muss man zunächst einmal verstehen, um die teilweise verzweifelten Maßnahmen der Regierungen in Europa einordnen zu können. Wir haben schlichtweg nicht das Personal und die medizinische Infrastruktur, um mit der Pandemie auf normalem Weg fertig zu werden. Kein Politiker wollte und will das aber eingestehen.

Ein einfaches Beispiel: Österreich hat laut AGES Dashboard vom 15. September 2021 insgesamt 673 zusätzlich verfügbare Intensivbetten für COVID-19-Patienten, laut Dashboard vom 14. Oktober 2021 plötzlich nur mehr 653.[111] Die durchschnittliche Liegedauer der COVID-19-Patienten in der Intensivstation der LMU München liegt bei rund 18 Tagen.[112] Normalerweise beträgt sie bei anderen Erkrankten circa 3,8 Tage.[113] COVID-19-Patienten blockieren also über lange Zeit die ohnehin schon knappen Intensivbetten. Das führt dazu, dass bereits wenige hundert intensivpflichtige COVID-19-Patienten, die gehäuft in einer Welle eine Intensivstation benötigen, das Intensivsystem in Österreich zusammenbrechen lassen. Dann muss triagiert werden, das heißt, dass dann Ärzte entscheiden müssen, wer ein Intensivbett bekommt und wer nicht. Vergleichbares gilt auch für Deutschland und die Schweiz.

Aus eigener Erfahrung kann ich berichten, wie chaotisch und völlig unvorbereitet man in Österreich war. Im Februar 2020, noch bevor es den ersten Krankheitsfall in Österreich überhaupt gab, waren plötzlich keine FFP2- und FFP3-Masken mehr zu kaufen. Auch Handschuhe, Schürzen und Desinfektionsmittel waren Mangelware, da plötzlich alle diese Artikel horteten. Ich konnte mich, nach den Meldungen aus China, noch rechtzeitig mit entsprechendem Material eindecken. Anfang März 2020 fragte ich offiziell an, ob es in Österreich Lager der Regierung für Desinfektionsmittel und Schutzmaterial gab, was verneint wurde. Außerdem wurde mir lapidar mitgeteilt, dass ich als Ordinationsinhaber „für den hygienisch einwandfreien Betrieb der Ordination verantwortlich" bin. Ferner, dass „die Anforderungen an die Hygiene in einer Ordinationsstätte an deren Aufgabenstellung, die Art der erbrachten Leistungen, die Patientenfrequenz und das Gefährdungspotential besonderer Erkrankungen anzupassen sind". Mir wurde ferner erklärt, dass ich „eine Abschätzung des Infektionsrisikos vorzunehmen und die erforderlichen Hygiene-Anweisungen dem Leistungsspektrum der Ordinationsstätte anzupassen" habe. Das war alles, was ich an Empfehlungen und Ratschlägen für meine Ordination erhielt. Mit anderen Worten: Ich war als Arzt und Inhaber einer Ordination in der ersten Zeit der Pandemie völlig auf mich allein gestellt.

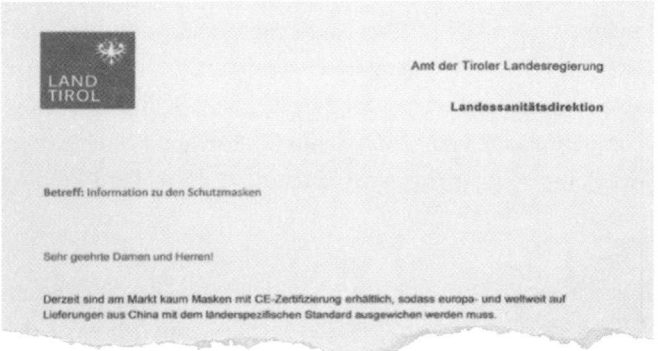

Schreiben Landessanitätsdirektion Tirol vom 8.4.2020

Zu Beginn der Pandemie stand also für das gesamte Gesundheits- und Altenpflegewesen kein ausreichendes Schutzmaterial zur Verfügung, eine wahre Katastrophe für Ärzte und Pfleger. Und dann teilten sogar die Staaten der EU ihre eigene entsprechende Ausrüstung nicht mit anderen europäischen Staaten.[114]

Es gab seitens der Regierungen auch wochenlang keine Empfehlungen, keine Leitlinien für Ärzte. Kurz: Zu Beginn der Pandemie 2020 herrschten weitestgehend Chaos und ein eklatanter Mangel an Information.

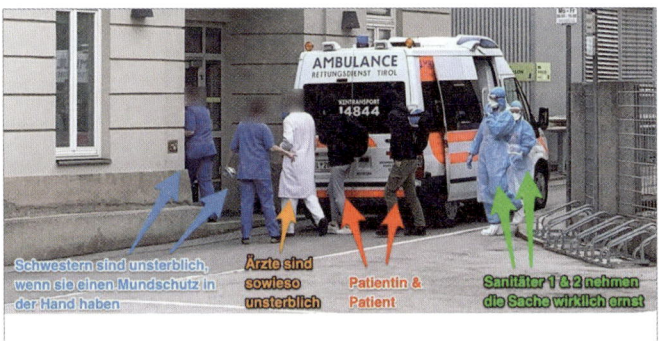

Foto von den ersten beiden COVID-19-Patienten in Österreich, mit äußerst süffisanten Kommentaren von Ärzten der behandelnden Klinik.

Nur die chinesische Regierung veröffentlichte Mitte März 2020 die chinesischen Leitlinien auf den Homepages ihrer Botschaften in aller Welt. Das waren damals die ersten wirklich seriösen Informationen für uns Ärzte.[115] Und monatelang bildeten sie die einzige offizielle Basis für ärztliche Entscheidungen. Schon damals waren übrigens in den Empfehlungen auch medikamentöse Therapien enthalten.

Vor allem zu Beginn wurden die Risikogruppen, die Menschen in Alten- und Pflegeheimen nicht geschützt, was zu entsprechend hohen Todeszahlen führte.[116] Wegen des Personalmangels in Krankenhäusern und Heimen wurden infizierte Ärzte und Pflegepersonal lange aufgefordert, trotz einer Infektion weiter zu arbeiten, solange sie nicht Symptome hatten, was natürlich der Ausbreitung der Infektion Vorschub leistete. Ein epidemiologischer Wahnsinn, aber wegen des Personalmangels nicht anders möglich.[117] Schnell wurden auch manche Medikamente knapp bzw. waren nicht mehr erhältlich, weil der Nachschub aus China und Indien ausfiel. Etwa 80 bis 90 Prozent aller Wirkstoffe für Medikamente werden in China und Indien hergestellt.[118]

Als es dann im Herbst zur zweiten Welle kam, funktionierte auch das Contact Tracing nicht mehr. Ich wurde während meiner Corona-Erkrankung nie nach möglichen Kontaktpersonen gefragt. Ich erhielt auch nie einen Quarantäne-Bescheid, weil die Gesundheitsbehörde personell völlig unterbesetzt und somit heillos überfordert war. Ich erhielt lediglich im Nachhinein ein E-Mail, dass ich „abgesondert" war.

5. Wie gefährlich ist COVID-19 wirklich?

Zunächst, im März 2020, wurde offiziell davon ausgegangen, dass COVID-19 eine hoch gefährliche Krankheit ist. Der damalige österreichische Bundeskanzler Kurz sprach von Hunderttausend Toten durch COVID-19[119], und in Deutschland befürchtete man analog dazu hunderttausende Tote[120]. Doch schon relativ bald zeigte sich, dass diese Zahlen – Gott sei Dank – überschätzt wurden und übertrieben waren.

John Ioannidis gehört zu den meistzitierten und angesehensten Wissenschaftlern und Epidemiologen weltweit. Er setzt sich seit Jahren maßgeblich und vehement für qualitativ gute und evidenzbasierte – auf Fakten beruhende – Wissenschaft ein. Seine Publikation „Why Most Published Research Findings Are False" (Warum die meisten veröffentlichten Forschungsergebnisse falsch sind) war die meistgelesene wissenschaftliche Publikation in der Public Library of Science, mit aktuell 2.757.269 Lesern.[121] Eine Publikation, die gerade jetzt bei der Vielzahl von widersprüchlichen Publikationen zu COVID-19 hochaktuell ist.

2020 berechnete er die Sterblichkeit nach einer Infektion mit COVID-19 genau. Dabei ergab sich, dass die Infektionssterblichkeit je nach Land variiert, aber in den meisten Staaten mit angemessenen Sicherheitsmaßnahmen bei circa. 0,2 Prozent liegt.[122] Die Infektionssterblichkeit ist also deutlich geringer als zuvor befürchtet. Diese Publikation erschien im Bulletin der Weltgesundheitsorganisation (WHO). Die von John Ioannidis veröffentlichten Zahlen sind also seitdem offiziell. Die Infektion ist bei weitem nicht so gefährlich wie zunächst befürchtet, nicht annähernd vergleichbar mit den Atemwegserkrankungen SARS oder MERS.

Die gute Nachricht ist, dass bei einer Infektion das individuelle Risiko, an COVID-19 zu sterben, durchschnittlich nur bei circa 0,2 Prozent liegt. Das individuelle Risiko, an COVID-19 zu sterben ist also gering. Mindestens 99,8 Prozent der Bevölkerung werden nicht an COVID-19 sterben. Dabei ist das Risiko bei Älteren und Vorerkrankten natürlich deutlich höher, bei Jüngeren und Gesunden aber noch viel geringer.[123]

Die schlechte Nachricht: In absoluten Zahlen gerechnet würden, wenn in Deutschland alle Menschen COVID-19 durchgemacht hätten, bis zu 170.000 Menschen an COVID-19 sterben, in Österreich bis zu 18.000. Diese absoluten Zahlen sind ein großes Problem. Zusätzlich haben Österreich und Deutschland keine großen Reserven im Gesundheitswesen, und Krankenhaus- und Intensivbetten sind sehr schnell aus- und überlastet. Es braucht nur einige hundert bzw. tausend intensivpflichtige COVID-19-Patienten, und unsere Gesundheitssysteme kollabieren. Man möchte sich gar nicht vorstellen, was los wäre, wenn COVID-19 ein Virus mit einer höheren Sterblichkeit wäre.

Die meisten Menschen haben nach einer Infektion keine oder nur ganz leichte Symptome. Eine neue Studie aus den USA zeigt, dass nur 13- bis 18 Prozent aller Infizierten Symptome entwickeln.[124] Es gibt also viel mehr Infizierte als bisher angenommen und positiv getestet wurden. Diese Infizierten machen die Infektion ohne Beschwerden durch und tragen so wesentlich zur Verbreitung des Virus bei. Das ist eines der Erfolgsrezepte des SARS-CoV-2-Virus. Es wird auch deshalb so gut verbreitet, weil es ansteckend ist und weil die meisten Infizierten gar nicht merken, dass sie infiziert sind, egal ob geimpft oder ungeimpft.

Auch die niedrige Infektionssterblichkeit ist ein Vorteil für das Virus. Wenn alle Menschen an der Infektion sterben würden, wäre irgendwann niemand mehr da, der sich anstecken könnte. Das Virus will nur überleben und sich vermehren. Das gelingt umso besser, je weniger Menschen an der Infektion sterben.

Die Royal Society – eine 1660 gegründete britische Gelehrtengesellschaft – berechnet, dass etwa 6,2-mal so viele Menschen infiziert waren wie in den offiziellen Zahlen der Regierungen und der WHO festgestellt.[125] Diese Zahl deckt sich sehr gut mit den Daten der oben angeführten Studie aus den USA. Das bedeutet, dass ein erheblicher Teil der Bevölkerung in Deutschland und Österreich die Infektion bereits durchgemacht hat, ohne es überhaupt zu bemerken. Die Infektionszahlen der AGES und des Robert Koch Instituts sind unvollständig und viel zu niedrig.

Todesursache Corona?

Ich möchte noch einige Zahlen anfügen, damit man sich auch als Laie eine Vorstellung über die Gefährlichkeit des Virus machen kann. Bisher wurden in Deutschland (Stand 17. September 2021) laut WHO 4.114.856 Infektionen festgestellt.[126] Tatsächlich infiziert waren aber, laut den oben angeführten Berechnungen, circa 25 Millionen Menschen in Deutschland, vielleicht aber auch noch mehr. 92.837 starben bis zum 17. September 2021 laut WHO in Deutschland an oder mit COVID-19. In Österreich gab es bis zum 17. September 2021 712.372 offizielle Infizierte[127], in Wirklichkeit waren aber wohl circa 4,3 Millionen oder noch mehr Menschen infiziert. 10.642 Menschen starben in Österreich bis zum 17. September 2021 offiziell an oder mit COVID-19.

Zum Vergleich: Jedes Jahr endet laut Robert-Koch-Institut eine Grippeinfektion für mehrere hundert bis über 25.000 Menschen in Deutschland tödlich. Jedes Jahr, ohne dass das bisher jemanden groß interessiert hätte.[128] 2017/2018 starben in Deutschland circa 25.000 Menschen an der Grippe. Das

Gesundheitssystem war schon damals überlastet und in der Krise, lange vor COVID-19.[129] Dennoch wurde weiter gespart, wurden Intensivbetten und Personal reduziert, Krankenhäuser geschlossen.

An der Spanischen Grippe, die oft zum Vergleich hergezogen wird, starben bis zu 100 Millionen Menschen weltweit. Rund ein Drittel der damaligen Weltbevölkerung war infiziert, circa 500 Millionen Menschen. Bei einer normalen Grippe ist die Infektionssterblichkeit rund 0,1 Prozent[130], bei der Spanischen Grippe betrug sie zehn bis 20 Prozent. Die Spanische Grippe war also ungleich schwerer. Sie ist mit der derzeitigen COVID-19-Pandemie nicht vergleichbar.

Zu erwähnen ist auch, dass nach aktuellen Schätzungen sehr viele der offiziell an COVID-19-Verstorbenen wohl gar nicht an, sondern nach Corona gestorben sind. Prof. Dr. Bertram Häussler, der Leiter des IGES-Instituts in Berlin, erklärte in einem Interview in der Zeitung „Die Welt", dass die Sterbestatistik zunehmend verzerrt ist und Corona bei 80 Prozent der COVID-Toten nicht die Todesursache ist. Häussler erklärte, dass bei 80 Prozent der „offiziellen" Covid-Toten, die in Deutschland seit Anfang Juli 2021 gemeldet wurden, die zugrundeliegende Infektion schon länger als fünf Wochen zurückliegt und daher davon ausgegangen werden muss, dass COVID-19 nicht die Todesursache war. Er fordert unter anderem, dass der Zeitraum zwischen Infektion und Tod ausschlaggebend sein sollte und dass man – wie in Großbritannien – eine Vier-Wochen-Frist einführen sollte. In Deutschland und Österreich werden Verstorbene teilweise noch viele Wochen nach einem positiven Test als COVID-19-Tote gezählt. Wenn sich in Großbritannien jemand mit Covid-19 infiziert hat und innerhalb von vier Wochen stirbt, dann gilt er als Covid-Toter. Stirbt er später, geht er nicht in die Statistik der Corona-Todesfälle ein.[131]

Um das Risiko von COVID-19 einschätzen zu können, muss man Folgendes wissen: Bis zum 23. März 2021 waren 89 Prozent der offiziellen COVID-19-Toten in Deutschland älter als 70 Jahre. Nur 0,8 Prozent der an oder mit COVID-19 Verstorbenen waren jünger als 50 Jahre.[132] Und nur 11 Personen waren jünger als 20 Jahre. Außerdem hatten die meisten der Verstorbenen Vorerkrankungen, die das Sterberisiko deutlich erhöhten. Kurz gesagt: An COVID-19 sterben vor allem alte und kranke Menschen. Das sind die Risikogruppen. Für den Rest der Bevölkerung stellt das SARS-CoV-2-Virus bei weitem keine so gefährliche Bedrohung dar, wie von den Medien und seitens der Politik immer dargestellt wird.

6. Welche Tests zum Nachweis von COVID-19 gibt es?

Das ist eine weitere häufig an mich gestellte Frage. Die Patienten wollen wissen, was die diversen Tests nachweisen können.

Der PCR-Test

Die Polymerase-Kettenreaktion, kurz PCR, (englisch: *polymerase chain reaction*), ist eine Methode, um Erbsubstanz, DNA oder RNA, im Labor zu vervielfältigen. Die Bezeichnung *Kettenreaktion* bedeutet in diesem Zusammenhang, dass die Erbsubstanz in jedem Vermehrungszyklus exponentiell vervielfältigt wird. Das funktioniert vom Prinzip her ähnlich wie bei der Kernspaltung in einer Atombombe. Somit können kleinste Mengen von RNA von SARS-Cov-2 Viren vermehrt und nachgewiesen werden.[133]

Als Maß für die vorhandene Menge an Virus-RNA wird der sogenannte Ct-Wert herangezogen. Dieser Wert, der Cycle-Threshold-Wert, gibt den Vermehrungszyklus der Polymerase-Kettenreaktion an, bei dem der Test „anspringt". Er ist also ein Maß für die benötigten Schritte zur Vervielfältigung der RNA. Dabei gilt, je höher der gefundene Ct-Wert ist, desto niedriger ist die ursprüngliche Viruskonzentration in der untersuchten Probe. Ct-Werte von > 30 gelten dabei als Hinweis auf niedrige, Werte von > 35 auf eine sehr niedrige Viruskonzentration. [134] Laut den neuesten offiziellen Empfehlungen des österreichischen Gesundheitsministeriums geht ein Ct-Wert von ≥30 nach derzeitigem Stand der Wissenschaft mit einer geringen Viruslast und einem Verlust der kulturellen Anzüchtbarkeit einher. Infizierte dürften dann nicht mehr in der Lage sein, andere anzustecken.[135]

PCR-Tests werden seit 2020 als Standard- Beweis für eine Infektion mit dem SARS-CoV-2 Virus verwendet. Dabei muss aber beachtet werden, dass die Zuverlässigkeit des Tests sehr schwankt. Je nach Art des Tests, Qualität des Labors, Art der Abnahme des Abstrichs aus Nase oder Rachen und auch Anzahl der Infektionen in der Bevölkerung schwankt die Sensitivität zwischen 71 und 98 Prozent. Das heißt, dass je nach Qualität der Tests zwischen zwei und 29 Prozent der Infektionen übersehen werden.

Beim PCR-Test werden Empfehlungen der WHO nicht beachtet

Hinzu kommt, dass der Test in Deutschland, Österreich und der Schweiz gegen die Empfehlungen der WHO durchgeführt wird. Laut WHO müssen die Ergebnisse eines PCR-COVID-19-Tests vorsichtig interpretiert werden. In Fällen, wo die

Test-Resultate nicht mit dem klinischen Bild eines Patienten übereinstimmen, sollte ein zweiter PCR-Test bei COVID-19 durchgeführt werden.[136] Bei meiner COVID-19-Infektion war der erste PCR-Test fälschlicherweise negativ, obwohl ich schon erkrankt war. Daher ließ ich den PCR-Test wiederholen, gemäß den Empfehlungen der WHO, und dieser war dann positiv. Umgekehrt müsste eigentlich bei Personen mit positivem PCR-Test ohne jegliche Symptome der Test auch wiederholt werden, um das Ergebnis zu bestätigen und falsch positive Resultate auszuschließen.

Je geringer die täglichen Infektionszahlen sind, desto häufiger sind die Tests falsch positiv. Sie zeigen also dann fälschlicherweise eine Infektion an, die gar nicht vorhanden ist.[137]

PCR-Tests sind ein Diagnose-Hilfsmittel. Die Tests müssen laut WHO von einem Arzt in Zusammenschau mit dem Zeitpunkt der Probenabnahme, der Art der Probe, spezifischen Eigenschaften des verwendeten Tests, den Symptomen des Patienten, den Ergebnissen des Contact Tracing, der Kontaktnachverfolgung und der epidemiologischen Information beurteilt werden. Erst danach kann die Diagnose einer COVID-19 Infektion gestellt werden. Diese Mindestanforderungen der WHO an die PCR-Tests werden nicht im Ansatz erfüllt.

Labore werden nicht überprüft

Zunächst einmal sind die angewendeten Tests und die Labore, auch in Österreich, so gut wie nicht überprüft und qualitätskontrolliert. In Österreich beschränkte sich die Überwachungstätigkeit des Bundesamtes für Sicherheit im Gesundheitswesen auf jene Personen und Firmen, die die

Tests herstellen, prüfen, lagern, befördern, verpacken, ausstellen und in Verkehr bringen.

Bei den Testlaboren wurde lediglich in Zusammenarbeit des Bundesministeriums für Soziales, Gesundheit, Pflege und Konsumentenschutz mit dem Bundesamt für Sicherheit im Gesundheitswesen im September 2020 ein Fragebogen an alle Testlabore geschickt, den diese ausfüllen und zurückschicken mussten.[138] Weitergehende Überprüfungen gab es nur „im Anlassfall", also faktisch nicht. So wurde unter anderem auch die Firma HG Pharma, die vom Herbst 2020 bis zum Sommer 2021 alle PCR-Tests des Landes Tirol durchführte und deren Vorgehen mittlerweile von Staatsanwaltschaft und Landesrechnungshof untersucht wird, nie genau überprüft.[139, 140]

Außerdem erlaubt die Regierung in Österreich, dass die PCR-Tests von Naturwissenschaftlern, nicht einmal von Ärzten, durchgeführt und befundet werden können.[141] Damit erfolgen in Österreich PCR-Tests und medizinische Diagnosen oftmals ohne jegliche ärztliche Expertise. In keinem anderen medizinischen Bereich können Diagnosen von Infektionskrankheiten von Nicht-Ärzten gestellt werden. Bei Corona ist aber plötzlich alles anders, werden jahrzehntelang eingespielte Qualitätsstandards einfach über den Haufen geworfen.

Die PCR-Tests wurden und werden zumeist in großen Teststraßen, ohne jegliche ärztliche Untersuchung und ohne jegliche zweite Kontroll-Testung, durchgeführt, ohne Untersuchung, ohne Patientengeschichte etc. Diese Tests dienten dann als Basis für die Bestimmung von Infektionszahlen, für die Einführung von Lockdowns und die Verhängung von

Quarantänen. Das alles entspricht nicht den Qualitätskriterien der WHO.

Antigen-Tests

Eine weitere Art von Tests, die großflächig zum Einsatz kommen, sind die sogenannten Antigentests oder auch kurz „Schnelltests". Damit werden nicht RNA-Stränge des Virus nachgewiesen, sondern Teile aus der Hülle des Virus. Der Nachteil: Eine Analyse zeigt, dass viele der weltweit eingesetzten Tests gerade symptomlose infizierte Personen noch schlechter erkennen als die PCR-Tests.[142] Antigentests können aber dort sinnvoll sein, wo schnelle und viele Untersuchungen notwendig sind.

Auch hier gilt: Eine genaue systematische Untersuchung und Qualitätskontrolle aller angebotenen Antigen-Tests in Deutschland, Österreich und der Schweiz ist nicht erfolgt. Und die Tests sind unsicherer als die PCR-Tests.[143] Bei den Tests, welche beim Bundesinstitut für Arzneimittel und Medizinprodukte (BfArM) in Deutschland aufgeführt werden, werden die Herstellerangaben lediglich mit den vom Robert Koch-Institut (RKI) festgelegten Mindestkriterien für Antigen-Tests verglichen.[144]

Bei den Antigen-Tests herrscht noch schlimmerer Wildwuchs als bei den PCR-Tests. In Tirol errichtete beispielsweise ein Immobilienmakler landesweit Teststraßen und rechnete die Tests mit dem Land Tirol ab.[145] In Deutschland durften bis November 2020 nur Ärzte auf Corona testen. Jetzt dürfen es praktisch alle, unabhängig von der beruflichen Qualifikation. Die Folge: Immer mehr Testanbieter. Und immer mehr Unregelmäßigkeiten.[146] In manchen Bundesländern genügte ein einstündiger Internet-Kurs, um eine Teststraße für Antigentests eröffnen zu können. Faktisch herrscht „Wilder Westen" bei den Tests. Die ARD titulierte treffend: „Goldgrube Corona-Testzentrum".

Wieder ist ein Schema zu erkennen, das sich durch die ganze COVID-19-Pandemie zieht: Auch bei diesen Tests wurden von politischer Seite alle möglichen Parallelstrukturen aufgebaut beziehungsweise zugelassen, einfach und schnell, an den Ärzten vorbei. Und das alles auf Kosten der Qualität und des Vertrauens.

Antikörper-Tests

Antikörpertests erfassen nicht das Virus selbst, sondern die sogenannte „humorale" Reaktion des Immunsystems auf den Erreger, also die Antikörper, die von B-Lymphozyten gebildet werden. Diese sind Teil der Abwehr und im Blut gut nachweisbar. Aufgrund der zeitlichen Verzögerung ist der Test nicht dazu geeignet, eine akute Infektion nachzuweisen.[147] Ein positiver Test bedeutet vereinfacht, dass man die Infektion oder aber eine Impfung durchgemacht hat und entsprechende Antikörper, also einen Schutz, hat. Leider haben nicht alle Personen nach einer Infektion oder einer Impfung Antikörper.

T-Zell-Tests

Die Abwehr von Viren erfolgt jedoch nicht nur über Antikörper allein, sondern vielmehr auch über das zelluläre Immunsystem. Unsere eigenen T-Lymphozyten spielen hier die zentrale Rolle. Die zelluläre (T-Lymphozyten) und die humorale

(Antikörper der B-Lymphozyten) Immunantwort zusammen bilden den kompletten Immunschutz nach einer Infektion oder einer erfolgreichen Impfung.

Die alleinige Bestimmung von Antikörpern zur Beurteilung einer Immunität gegen SARS-CoV-2 ist oft unzureichend, da die T-Lymphozyten normalerweise dabei nicht erfasst und bestimmt werden. Aber auch das T-Zellen-Gedächtnis kann über mehrere Jahre bestehen bleiben und den Organismus gegen schwere neuerliche Infektionen schützen.[148]

Insofern stellt der Nachweis SARS-CoV-2-spezifischer T-Zellen einen bedeutenden Fortschritt in der SARS-CoV-2 Labordiagnostik dar. Leider sind die Tests noch teuer und werden nur von wenigen Laboren angeboten. Als Test für eine Genesung werden sie noch nicht anerkannt.

7. Beweist ein positiver PCR-Test ganz sicher eine Erkrankung oder nur eine Infektiosität mit COVID-19?

Nein.

Wie jeder Test hat auch der PCR-Test keine Spezifität von 100 Prozent, das heißt dass der PCR-Test auch falsch positive Ergebnisse liefern kann, wobei hier die Qualität der Tests schwankt.[149] Positive Testergebnisse können daher auch falsch sein. Außerdem weist der PCR-Test, der derzeitige „Gold-Standard" bei den Tests, nur Virus-RNA nach, keine Krankheit oder Ansteckbarkeit.

Bei der Interpretation des Tests war und ist bis jetzt vor allem die Zahl der Vermehrungszyklen (Ct-Wert) wichtig. Dieser wurde bisher als Maß für die „virale Last", also für die Menge der Corona-Viren im Körper eines Getesteten, verwendet. Je mehr Vermehrungszyklen bei einem PCR-Test zum Nachweis von Virus-RNA notwendig werden, je höher also der Ct-Wert ist, desto ungenauer und unspezifischer wird der PCR-Test. Ein früherer Labor-Kollege erklärte es mir einfach und plakativ so: „Wenn man RNA oft genug vermehrt, kann man irgendwann alles nachweisen." Die (WHO) Weltgesundheitsorganisation erklärt die Problematik des Ct-Werts und weist ja darauf hin, dass bei Getesteten, bei denen die Symptome nicht mit dem Testergebnis übereinstimmen, ein erneuter Test zur Kontrolle durchgeführt werden sollte.[150] Diese Empfehlung gilt also logischerweise vor allem dann, wenn der Getestete keine Krankheitssymptome zeigt. Wie jeder weiß, wird diese Empfehlung der WHO in der Realität nicht umgesetzt.

PCR-Tests können also falsch sein und sagen weder etwas darüber aus, ob ein Mensch krank noch ob er infektiös ist, also andere mit COVID-19 anstecken kann. Laienpresse und Politiker setzten aber lange Zeit positive PCR-Tests mit „Corona-Fällen" oder „Krankheit" gleich.[151]

Eine kürzlich veröffentlichte Publikation zeigt außerdem, dass der Ct-Wert eben nicht die virale Last anzeigt, also die Menge des Virus im Körper. Denn der PCR-Test kann nicht zwischen replikativer RNA (für die Vermehrung der Virus-RNA) und transkriptionaler RNA (für die Virus-Protein-Synthese benötigt, nicht für die Vermehrung) unterscheiden.[152] Es ist daher derzeit faktisch nicht genau messbar, wie hoch die virale Last wirklich ist.

8. Schützen Masken wirklich?

Zunächst muss festgestellt werden, dass das Tragen von Masken eine der großen „Glaubensfragen" in der Pandemie war und ist. Und da sind wir schon beim Problem: Glauben heißt nicht wissen.

Ich bin kein Experte, was den Gebrauch von Masken betrifft, so wie die allermeisten Politiker, Journalisten, Ärzte und Wissenschaftler. Ich beziehe mich daher auf die klarsten und am besten definierten Empfehlungen zum Gebrauch von Masken, nämlich die Empfehlung „Mask use in the context of CO-VID-19: interim guidance" der WHO. Hier haben wirklich die Experten der WHO Stellung bezogen und klare Leitlinien ausgegeben.

Die WHO unterscheidet dabei strikt zwischen dem Gebrauch von Masken im Gesundheitsbereich („health care settings") und im öffentlichen Bereich („community settings"). Dabei stellt die WHO klar, dass es sehr wohl Sinn macht, Masken im Gesundheitsbereich zu tragen. Aber gemäß den Leitlinien der WHO gibt es keine eindeutige Evidenz („limited evidence"), also keine klaren Beweise, dass Masken in der normalen Bevölkerung einen effizienten Schutz bieten. Es liegen nur begrenzte und widersprüchliche Daten vor, die unterstützen würden, dass Masken gesunde Menschen vor einer Ansteckung schützen.

FFP2-Masken von der WHO nicht für die Bevölkerung empfohlen

Die WHO erklärt ferner unmissverständlich, dass FFP2-Masken nur bei sogenannten „aerosol generating procedures" verwendet werden sollen, also bei ganz bestimmten definierten medizinischen Maßnahmen wie z.B. der Beatmung und dem Absaugen der Atemwege bei Patienten. FFP2-Masken werden nicht einmal sonst im Gesundheitswesen, nicht einmal bei der Behandlung von infizierten Menschen im Krankenhaus empfohlen, und schon gar nicht bei der normalen Bevölkerung oder etwa beim Schifahren. Für die normale Bevölkerung werden von der WHO einfache medizinische Masken nur bei Personen, bei denen der Verdacht oder eine bestätigte Infektion mit dem SARS-CoV-2-Virus bestehen, und in Situationen, in denen kein Abstand eingehalten werden kann, empfohlen, ansonsten nur normale Masken (sogar aus Stoff).

Die WHO listet aber auch etliche Risiken und Gefahren beim Tragen von Masken auf: die Möglichkeit von Atemproblemen, von Infektionen, die Behinderung der Atmung bei Menschen mit Lungenerkrankungen, ein falsches Schutzgefühl und insbesondere Probleme und Nachteile bei den Trägern, vor allem bei Kindern, Schwangeren und Behinderten.[153] Stundenlanges Tragen von Masken, die Mund und Nase bedecken, führt dazu, dass sich im Blut massiv Kohlendioxid anreichert, was besonders bei Kindern zu schweren psychischen und körperlichen Beeinträchtigungen bis hin zum „Mask-Induced Exhaustion Syndrome (übersetzt: durch Masken verursachtes Erschöpfungs-Syndrom)" führen kann.[154]

9. Was bringen Lockdowns?

Es zeigt sich immer mehr, dass die Lockdowns nicht den epidemiologischen Effekt bringen, den sich die Politik von ihnen erhofft, dass sie aber dafür zu verheerenden Schäden führen.

Eine vielbeachtete Studie der Stanford University, mit John Ioannidis als Erstautor, verglich in zehn Ländern, darunter auch
in Deutschland, die Auswirkungen von unterschiedlich stren-
gen „nonpharmaceutical interventions". Darunter sind das
Einhalten von Abständen, Händewaschen, Hygienemaßnah-
men, das Tragen von Masken, Quarantänen und Lockdowns
zusammengefasst. Die Studie kam zu dem Ergebnis, dass die
restriktiven Maßnahmen, vor allem Lockdowns, kaum Vor-
teile gegenüber lockereren Maßnahmen bieten. Lockdowns
sind somit demnach epidemiologisch sinnlos, richten aber
dafür enormen Schaden an.[155] Auch eine Studie der Universität München kommt zum Schluss, dass die Effekte von
Lockdowns überschätzt werden. So wurde unter anderem die
Wirkung der Schulschließungen in Deutschland auf das In-
fektionsgeschehen als „unbedeutend" bewertet.[156] Unbestritten ist aber, dass Lockdowns massive Nachteile, sogenannte
„Kollateralschäden", haben. Auf einige dieser Schäden geht
der Nationalratsabgeordnete Mag. Gerald Hauser hier in diesem Buch ein.

Die Lockdowns führten aber auch zu massiven sozialen und
medizinischen Problemen. Dadurch dass sich in den letzten
eineinhalb Jahren alles, aber auch wirklich alles, fast nur mehr
auf COVID-19 beschränkte, wurden logischerweise andere
Krankheiten völlig vernachlässigt. In Großbritannien ist diese Nebenwirkung des vollständigen Fixierens auf COVID-19
schon deutlich messbar, weil dort die statistischen Zahlen des
NHS (National Health Service) gut ausgewertet werden können. Die zweite Gesundheitskrise nach COVID-19 ist bittere
Realität.

Weniger Arztbesuche, mehr Krankheiten, mehr Tote

In Großbritannien gibt es seit dem Sommer deutliche Übersterblichkeiten. Das bedeutet, dass mehr Menschen als normal sterben. Nicht an COVID-19, sondern an Krebs, Herzerkrankungen, Schlaganfällen, Atemwegsinfekten, Diabetes etc. 2020 fanden in Großbritannien geschätzte 23 Millionen Arztbesuche weniger statt als 2019, wodurch diese Krankheiten natürlich viel weniger diagnostiziert wurden. Die Patienten kommen daher viel später – und oft zu spät – zum Arzt, meist mit fatalen Folgen.[157] Bereits 2020 wurde geschätzt, dass 2020 und 2021 rund 20 Prozent Menschen mehr an Krebs sterben als sonst üblich.[158] Und auch in Österreich und Deutschland werden wegen der Vernachlässigung der Vorsorgeuntersuchungen und Einschränkungen der medizinischen Leistungen in den nächsten Jahren deutlich mehr Menschen an Krebs und anderen Krankheiten sterben.[159, 160, 161, 162]

Psychische Schäden

Mindestens genauso schlimm waren und sind die Schäden für das Zusammenleben in der Gesellschaft und die psychische Gesundheit der Menschen. Durch die Lockdowns brachen die sozialen Kontakte weg. Die Vereinsamung der Menschen führte zu einer massiven Zunahme von psychischen Erkrankungen und Depressionen.[163] Ein Überlaufen der Intensivstationen wegen COVID-19 wurde zwar verhindert, aber immer mehr Kinder leiden wegen der Lockdowns an Essstörungen und Depressionen. Viele davon können nicht mehr stationär in den Kinderpsychiatrien behandelt werden.[164] Jeder sechste Jugendliche hat in der Pandemie Suizidgedanken, eine erschütternde Folge der Maßnahmen der Politik.[165] Und auch in

Gesprächen mit Kolleginnen und Kollegen, mit Psychologen und Patienten höre ich viel über eine deutlich angestiegene Selbstmordrate. Ein Thema, das in den Medien tabuisiert wird.[166]

Ein weiteres Problem ist, dass man es in eineinhalb Jahren COVID-19-Pandemie immer noch nicht geschafft hat, ausreichend Daten zu sammeln und vernünftig auszuwerten. Noch immer ist nicht klar, welche Maßnahme gegen COVID-19 wie viel bringt.[167] Wir müssten endlich, viel zu spät aber doch, offensiv, gezielt und objektiv Daten sammeln, um wirklich genau beurteilen zu können, was Lockdowns, Schulschließungen, Ausgangssperren, Quarantänen und Impfungen wirklich bringen.

10. Welche Impfungen gibt es?

Es gibt weltweit bereits mehrere unterschiedliche Impfungen, die sich in wesentlichen Punkten unterscheiden.

mRNA-Impfstoffe

Die bekanntesten dieser Impfstoffe sind die von Pfizer/Biontech und Moderna.

Bei diesen Impfstoffen wird sogenannte messenger-RNA gespritzt. Sie wandert dann in Körperzellen und bewegt diese dazu, Virus-Proteine zu produzieren. Diese sollen dann von den Zellen in das Blut abgegeben werden und dort das Immunsystem aktivieren.[168] Die Impfstoffe von Pfizer/Biontech und Moderna sind die ersten mRNA-Impfstoffe, die in der EU zumindest bedingt zugelassen sind.

Vektorvirus-Impfstoffe

Auch diese Impfstoffe sind Gentechnik-Impfstoffe, funktionieren aber anders. Die bekanntesten sind die von Astra-Zeneca und Johnson&Johnson. Dabei werden harmlose Viren als Träger genommen, in die dann die Erbinformation für Virus-Protein eingebaut wird. Auch hier wird genetisches Material in Zellen eingeschleust; diese werden dann veranlasst, Virus-Proteine zu bilden. Gegen diese soll dann das Immunsystem aktiviert werden. Beide Impfstoffe sind ebenfalls in der EU bedingt zugelassen.

Totimpfstoffe

Das sind die klassischen, seit Jahrzehnten verwendeten Impfstoffe (wie etwa bei Poliomyelitis oder Grippe). Dabei wird das Virus abgetötet und dem Patienten injiziert. Im Blut werden dann die T-Zellen-Immunität und die Bildung von Antikörpern stimuliert und so der Schutz aufgebaut. Aus diesem Grund können Totimpfstoffe eine Immunantwort auslösen, die fast so gut ist wie die Exposition gegenüber dem echten Virus, ohne dabei krank zu werden.[169]

Der Vorteil dieser Impfungen besteht darin, dass es sich um keine gentechnischen Impfstoffe handelt und die daraus resultierenden Risiken vermieden werden können. Es gibt bereits drei solcher Impfstoffe gegen COVID-19. In China wurden mehr als 1,1 Milliarden Menschen mit Sinovac® und Sinopharm® geimpft.[170] Auch Indien hat einen Totimpfstoff in Verwendung (Covaxin®). Die chinesischen Totimpfstoffe werden in vielen Ländern weltweit verimpft, unter anderem auch in Ungarn (also innerhalb der EU), Serbien und der Türkei.[171]

Außerdem sind derzeit der österreichisch-französische Impfstoff von Valneva sowie der Protein-Impfstoff Novavax® in Erprobung, die hoffentlich bald zugelassen werden.[172] In meiner Ordination gibt es etliche Patientinnen und Patienten, die sehnlichst auf diese neuen Impfstoffe warten und sich nur diese Impfstoffe verabreichen lassen wollen. Totimpfstoffe sind nämlich sehr gut verträglich und werden für viele Impfungen bereits seit vielen Jahrzehnten erfolgreich angewendet.

11. Wie gut oder wie schlecht wirken die COVID-19-Impfungen?

Wie gut die Impfungen tatsächlich wirken, kann derzeit noch nicht festgestellt werden. Die derzeitigen COVID-19-Impfungen wurden im Schnellverfahren entwickelt und bedingt zugelassen. Es können daher keine Langzeitdaten vorliegen, denn weltweit sammeln wir alle erst seit wenigen Monaten Daten und Erfahrungen.

Ich möchte hier nicht auf die unzähligen Publikationen, Pressemitteilungen und Aussagen von Politikern eingehen, in denen dargelegt wird, wie gut die Impfungen wirken. Die vorherrschende Meinung in Medien, Politik und Medizin ist derzeit, dass die Impfungen sehr gut wirken. Der ehemalige österreichische Bundeskanzler Sebastian Kurz sagte beispielsweise: „Im Vergleich zu den früheren Wellen gibt es nun aber die Impfung als Gamechanger. Für jeden, der geimpft ist, ist die Pandemie vorbei. Für jeden, der nicht geimpft ist, ist das Virus ein massives Problem."[173]

Es muss festgestellt werden, dass die diversen Impf-Studien sehr unterschiedlich angelegt waren und sind und somit kaum verglichen werden können. So gibt es unter anderem unterschiedliche Definitionen eines COVID-19-Falls, unterschiedliche Studienprotokolle und unterschiedliche Hintergrundrisiken. Ein grundlegendes Problem der Impf-Studien waren und sind aber die statistischen Berechnungen. Es wurde zumeist nur die „relative risk reduction" (RRR) berechnet. Zu einer vollständigen Beurteilung hätte aber auch die "absolute risk reduction" (ARR) angegeben werden sollen, die absolute Reduktion des Risikos.

Dazu ein einfaches Beispiel: Wenn bei 1.000 Studienteilnehmern ohne Impfung 10 Personen erkranken, bei 1.000 Studienteilnehmern mit Impfung 1 Person, dann beträgt die RRR 90 Prozent (Reduktion von 10 Erkrankten auf 1 Erkrankten beträgt 90 Prozent). Mit dieser Zahl erscheint der Effekt der Impfung natürlich sehr hoch. Die ARR beträgt in der gleichen Studie aber nur 0,9 Prozent (10/1000 Erkrankte auf 1/1000 Erkrankte, also von 1 Prozent auf 0,1 Prozent). Damit erscheint der Effekt der gleichen Impfung plötzlich sehr gering. Die Zahlen stimmen, aber der Eindruck auf die Leser und damit die Medien und die Bevölkerung ist gänzlich unterschiedlich. Man spricht hier von einem „reporting bias", einer Verzerrung der Berichterstattung. Die Verzerrung entsteht durch bevorzugtes Veröffentlichen von positiven Ergebnissen, während negative Ergebnisse eher unter den Tisch fallen.

Von Anfang an blieb bei allen Studien eine Frage offen: Wie gut wirkt die Impfung wirklich? Nicht nur bei definierten und ausgewählten wenigen Studienteilnehmern, sondern in der ganzen Bevölkerung, mit allen Risikofaktoren, den unterschiedlichen Lebensumständen und Lebensweisen. Das ist eine alles andere als lächerliche Frage, denn die Effektivität der Impfung wird von vielen Faktoren beeinflusst.

Alle diese Probleme wurden in einer viel gelesenen Publikation thematisiert.[174] Die Relative Risikoreduktion (RRR) betrug bei den ersten Studien bis zu 95 Prozent. Die Absolute Risikoreduktion (ARR) lag aber nur bis zu 1,9 Prozent. Eine Untersuchung der ersten israelischen Daten, bei der eben die Gesamtbevölkerung geimpft wurde, war sehr aufschlussreich: Die RRR betrug 94 Prozent, aber die ARR nur 0,46 Prozent. Und die „number needed to vaccinate" (die Zahl der Impfungen, die nötig ist, um eine Infektion zu verhindern) betrug in Israel 217. Das heißt, dass 217 Menschen mit Pfizer/Biontech geimpft werden müssen, um eine Infektion zu verhindern. Zur Erläuterung: Wenn man 80 Millionen Menschen in Deutschland mit Pfizer/Biontech impfen würde, würden laut diesen Zahlen geschätzt rund 320.000 Infektionen verhindert werden. Zum Vergleich: Bis zum 23. September 2021 gab es laut WHO-Zahlen in Deutschland 4.160.970 nachgewiesene Infektionen.[175]

Gemäß den israelischen Impf-Daten in dieser Publikation kann mit dieser Impfung also nur ein kleiner Teil der Infektionen verhindert werden. Diese wichtige Publikation weckte mein Interesse als Impfarzt. Ich begann, mich nicht mehr nur auf diverse Berichte und Aussagen von Politikern zu verlassen, sondern bezüglich des Effekts der Impfungen mehr und mehr selbständig zu recherchieren. Und mit jedem Monat wurden die Fakten zur Effektivität der Impfungen immer enttäuschender. Dazu einige Beispiele.

Die Impfungen wirken, aber nicht gut genug

Am 1. März 2021 erklärte der Generaldirektor der WHO öffentlich, dass „Impfungen allein keine Sicherheit bieten werden." Ferner, dass „Impfungen Leben retten werden, aber wenn Staaten sich allein auf Impfungen verlassen, machen sie einen Fehler."[176] Wenn man bedenkt, wie diplomatisch und vorsichtig die WHO normalerweise formuliert, sind diese Aussagen ein massiver Wink mit dem Zaunpfahl, was die Wirkung der Impfungen betrifft.

Am 10. April 2021 erklärte der Direktor des Chinesischen Zentrums für Seuchenkontrolle und Prävention, dass „die gegenwärtigen Impfungen in der Welt keine hohen Schutzraten gegen COVID-19 haben."[177] Er kündigte neue Strategien und mehr Forschung für neue und bessere Impfstoffe an.

In unzähligen Zeitungsartikeln und Publikationen wurde in den letzten Monaten gezeigt, dass man sich trotz Impfungen sowohl infizieren als auch das Virus übertragen kann. Ständig liest man über Heime, Krankenhäuser oder Parties, bei denen sich zahlreiche Menschen trotz Impfung angesteckt haben. In Rom musste das Krankenhaus Sant' Eugenio, eines der größten Krankenhäuser in Italien, teilweise geschlossen werden, weil sich dort viele Mitarbeiter im Krankenhaus trotz kompletter Impfung mit dem SARS-CoV-2-Virus infiziert hatten.[178, 179] Und in Münster steckten sich bei einer 2G-Party, an der 380 Geimpfte oder Genesene teilnahmen, insgesamt 85 Personen an.[180]

Am 6. August 2021 veröffentlichte das Center of Disease Control (CDC), die oberste Seuchenbehörde der USA und die wohl am besten organisierte Organisation bei der Bekämpfung von COVID-19, ihren „Morbidity and Mortality Weekly Report".[181] Bei einem COVID-19-Cluster in Massachusetts infizierten sich 469 Personen. Davon waren 74 Prozent voll geimpft. Noch viel beunruhigender war die Tatsache, dass die geimpften Infizierten genauso ansteckend waren wie die ungeimpften.

Damit war es faktisch hochoffiziell: Die derzeitigen Impfungen schützen weder vor einer Infektion noch vor einer Weitergabe der Infektion. Jeder Geimpfte kann also jederzeit krank werden und auch andere anstecken, seien sie geimpft oder ungeimpft. Das ist mittlerweile unbestritten. Als letzte „Rückzugsposition" klammern sich Politiker und Experten seitdem an die Hoffnung, dass die derzeitigen Impfungen wenigstens vor einer schweren Erkrankung und vor dem Tod schützen. Leider erfüllt sich auch diese Hoffnung, gemäß den aktuell vorliegenden Publikationen, nicht. Das Top-Journal „Science", neben „Nature" das wichtigste und angesehenste Wissenschaftsjournal der Welt, veröffentlichte am 16. August 2021 einen Artikel unter dem Titel "A grim warning from Israel: Vaccination blunts, but does not defeat Delta" (Übersetzt und erklärt: Eine düstere Warnung aus Israel: Die Impfung dämpft, aber besiegt die vorherrschende Delta-Variante des COVID-19-Virus nicht).[182]

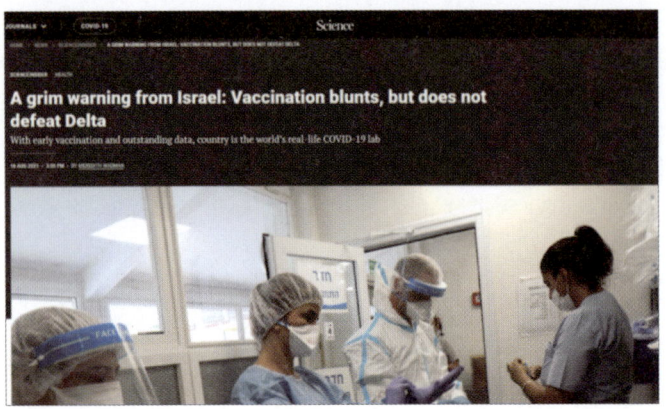

Quelle: science.org „Düstere Warnung aus Israel: Die Impfungen wirken, aber nicht gut genug."

Im Artikel wird dargelegt, dass am 15. August 2021 in Israel 514 Personen mit einer schweren oder kritischen COVID-19-Infektion in den Krankenhäusern behandelt werden mussten, 31 Prozent mehr als vier Tage vorher. Davon waren 59 Prozent (!) voll immunisiert. Science meinte kurz und prägnant: „Vaccines work, but not well enough". Übersetzt: Die Impfungen wirken, aber nicht gut genug. Dem ist eigentlich nichts mehr hinzuzufügen.

Der Israelische Premierminister erklärte in der Sitzung des Israelischen Kabinetts am 22. August 2021, dass die doppelt Geimpften „paradoxerweise die vulnerabelste Gruppe in der Bevölkerung" seien. Sie meinen oftmals, dass sie sicher sind, obwohl die Wirkung der Impfung bei der derzeit grassierenden Delta-Variante nachlässt. [183] Man darf wohl davon ausgehen, dass allen Regierungen in der Welt die kritische Situation in Israel bekannt ist. Es ist daher mehr als auffallend, dass man seit Wochen bei uns in Österreich nichts mehr über Israel hört, wo es doch über Monate als „Impfweltmeister" und Vorbild galt.

Der deutsche Virologe Professor Alexander S. Kekulé meinte in einer Fernseh-Diskussion, dass wir zusätzlich zur Pandemie der Ungeimpften eine „nicht sichtbare und unerkannte Pandemie der Geimpften" haben. Er bezeichnete die Geimpften wörtlich als „stealth bomber", als unsichtbare Treiber der Pandemie, und sagte einen „Corona-Orkan" im Herbst 2021 voraus.[184]

Am 15. September 2021 veröffentlichte die österreichische Agentur für Gesundheit und Ernährungssicherheit (AGES) ihren Bericht zu den Impfdurchbrüchen in Österreich. Unter Impfdurchbrüchen versteht man eine Infektion von vollständig Geimpften. In den Kalenderwochen 33 bis 36 waren 2146 Personen über 60 Jahren symptomatisch erkrankt („Fälle"). Davon waren 53,45 Prozent geimpft. Und fast zwei Prozent aller symptomatischen Infizierten in dieser Altersgruppe waren geimpft und mussten trotzdem wegen einer schweren Erkrankung in ein Krankenhaus zur Behandlung. Mit anderen Worten: die apodiktische Aussage, dass eine Impfung vor einer schweren Erkrankung schützt, ist falsch. Man kann trotz Impfung sehr wohl schwer an COVID-19 erkranken. Übrigens: Dieser veröffentlichte Bericht der AGES wurde kurz nach der Veröffentlichung von ihrer Homepage gelöscht, konnte aber noch rechtzeitig gespeichert werden. Ein klar dokumentierter Fall von Zensur von öffentlichen Gesundheitsdaten im Rahmen der COVID-19-Pandemie.

Tabelle 4: ≥ 60 Jährige

		N kumuliert seit KW 5	% kumuliert seit KW 5	N KW 33-36	% KW 33-36
Anzahl der Fälle*	asymptomatisch + symptomatisch + klinische Manifestation unbekannt (A)	39.886	-	3.539	-
Anzahl der Fälle*	symptomatisch (B)	24.794	-	2.146	-
Anzahl/Anteil der Fälle	von Impfdurchbruch[a]	1.889	7,62 %	1.147	53,45 %
Anzahl/Anteil der Fälle	von Impfdurchbruch[a] mit Krankenhausaufnahme	185	0,75 %	42	1,96 %
Anteil der Bevölkerung	mit vollständiger Impfung[b]	1.879.325	81,59 %	-	-

Quelle: AGES

Dieser AGES-Bericht wurde am 23.September 2021 aus dem Internet gelöscht.

Auch in Europa nimmt also die Zahl der Impfdurchbrüche zu. Und das, obwohl die Geimpften normalerweise gar nicht mehr getestet werden, sondern nur mehr wenn sie auffällige Symptome haben. So ist aktuell in Deutschland bereits ein Drittel aller an COVID-19 Erkrankten geimpft.[185] In der „ersten durchgeimpften Region in Europa"[186], im Bezirk Schwaz, steigen die Infektionszahlen wieder stark an; zuletzt lag die 7-Tages-Inzidenz bei über 380. Und auch die Anzahl der Geimpften auf den Intensivstationen steigt stetig an[187]; sie wird sich wohl den Zahlen in Israel annähern.

Der isländische Chef-Epidemiologe, Þórólfur Guðnason, erklärte, dass die Impfungen in Island – trotz einer Durchimpfungsrate von über 80 Prozent – nicht zu einer Herdenimmunität geführt haben. Und die Hälfte der in den Krankenhäusern behandelten COVID-19-Patienten, also der schwer Erkrankten, waren im August 2021 geimpft.[188] Auch in Singapur führte eine Durchimpfungsrate von über 80 Prozent immer noch nicht zu einem normalen Leben wie früher. Alex Cook, Experte für Infektionsmodelle an der National University of Singapore, formulierte es treffend: „One main lesson from across South-East Asia is that it is incredibly hard to prevent Delta's spread and, as Singapore shows, even high vaccination rates will not help that much." Also die Impfungen helfen „nicht so viel".[189]

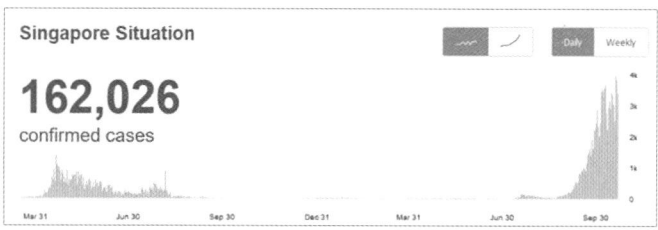

Singapur erlebt trotz einer der höchsten Durchimpfungsraten der Welt im Herbst 2021 gerade seine mit Abstand schlimmste Infektionswelle.

Es wird also immer klarer, dass die Impfungen weltweit leider schlechter wirken als erhofft. Darin sehe ich eine große Gefahr: Die Politik macht mit ihren falschen Darstellungen, Übertreibungen, der Verharmlosung der Impf-Nebenwirkungen und den enttäuschten Hoffnungen derzeit generell die Impfungen schlecht. Denn die Menschen merken es in ihren Familien, in ihrem Freundes- und Bekanntenkreis und lesen es jeden Tag: Geimpfte Menschen infizieren sich, erkranken, infizieren andere, müssen in das Krankenhaus und sterben auch. Es lässt sich einfach nicht mehr verbergen, dass Geimpfte schwer erkranken und an COVID-19 versterben. Siehe der frühere Generalstabschef und Außenminister der USA, Colin Powell, der geimpft an Corona starb.[190]

Kurz zusammengefasst kann man feststellen: Die derzeitigen Impfungen schützen also nicht gut genug vor einer Infektion. Sie verhindern nicht gut, dass man andere ansteckt. Und sie verhindern – auch wenn das bis jetzt immer noch behauptet wird – leider nicht gut genug schwere Verläufe und den Tod sehr vieler Geimpfter durch COVID-19. Der frühere Direktor des CDC, Robert Redfield, erklärte am 18. Oktober 2021 vor laufender Kamera, dass im Bundesstaat Maryland zuletzt mehr als 40 Prozent der COVID-19-Toten voll geimpft waren.[191, 192] Bei uns sind keine Zahlen zu den an COVID-19 verstorbenen Geimpften erhältlich, sie werden sich aber von denen in Maryland wohl nicht wesentlich unterscheiden.

Ein Patient formulierte kürzlich in meiner Ordination, zynisch und wütend: „Ich bin geimpft. Und jetzt müssen wir Geimpfte vor den Ungeimpften geschützt werden, indem man die Ungeimpften zwingt, sich mit der Impfung zu schützen, die uns Geimpfte nicht schützt. Das alles ist nur mehr eine Verarschung der Leute."

In meiner Ordination sehe ich Tag für Tag, wie immer mehr Menschen den Politikern nicht mehr trauen und das Vertrauen in die Medizin verlieren. Das ist mehr als schlecht, denn so wird auch das Vertrauen in neue demnächst kommende und hoffentlich viel bessere COVID-19-Impfungen zerstört. Das könnte im schlimmsten Fall dazu führen, dass immer mehr Menschen Impfungen generell ablehnen, dass also die Zahl der wirklichen Impfgegner massiv ansteigt. Und das wäre eine Katastrophe, denn Impfungen, wenn sie sicher, gut erprobt und gut wirksam sind, sind eine der großen Erfolgsgeschichten in der Medizin.

12. Werden die derzeitigen Impfungen die Pandemie beenden?

Ich sage es mit den Worten des Europa-Direktors der WHO, Dr. Hans Kluge: „Die Impfungen werden die COVID-19-Pandemie nicht beenden und die Regierungen müssen langsam ihre Strategie ändern, um mit der Ausbreitung des Virus fertig zu werden." [193] Eben weil unsere derzeitigen Impfungen nicht gut genug wirken. Sie sind nicht der angekündigte „Gamechanger".

Hinzu kommt noch ein in der Öffentlichkeit weitgehend vernachlässigtes Problem. Das COVID-19-Virus mutiert sehr schnell. Eine Publikation zeigte beispielsweise, dass in einer Patientin, die an HIV litt und die das Virus 216 Tage im Körper hatte, 32 Mutationen des COVID-19-Virus gefunden werden konnten. [194] Bisher sind weltweit bereits ungefähr 5.000 Mutationen bekannt. [195]

Ein Teil dieser Mutationen hat keine wesentlichen Effekte, ein Teil schwächt oder tötet das Virus, ein Teil aber macht das Virus stärker, infektiöser, besser gewappnet oder unempfindlich gegen Impfungen. So ist die My-Variante, die bereits in Europa festgestellt werden konnte, gegen die derzeitigen Impfungen vermutlich völlig unempfindlich. Das heißt, dass die derzeitigen Impfungen, selbst wenn sie sehr gut wirken würden, bei dieser neuen Variante vermutlich komplett unwirksam wären. [196] Wir befinden uns in einem ständigen Wettlauf gegen das Virus. Dieses wird weiter schnell mutieren und Impfungen ausweichen. Die Wissenschaft und die Pharmafirmen können den Virusmutationen nur hinterherlaufen, immer nur reagieren und sind daher im Nachteil. Ein weiterer Grund dafür, dass die Impfungen laut Einschätzung der WHO die Pandemie nicht beenden werden.

13. Welche Nebenwirkungen haben die Impfungen?

Diese Frage kann derzeit noch nicht abschließend beurteilt werden, weil die Impfungen erst seit einigen Monaten durchgeführt werden und es daher noch keine Langzeitdaten geben kann. Von uns Geimpften werden noch über Jahre hindurch Daten, Symptome, Nebenwirkungen und Krankheiten gesammelt werden, um eine abschließende Beurteilung abgeben zu können.

Das bestätigte kürzlich auch er Präsident der Österreichischen Ärztekammer im Österreichischen Parlament, der treffend formulierte: „Eine Langzeitfolge der Impfung ist mir nicht bekannt. (Bei) dieser Impfung kann sie gar nicht bekannt sein, weil so lang gibt's die Impfung noch nicht." [197]

Seit dem Altertum herrscht in der europäischen Medizin (abgesehen von dunklen Zeiten in der Geschichte) unwidersprochen ein Grundsatz: „Primum non nocere, secundum cavere, tertium sanare" („Erstens nicht schaden, zweitens vorsichtig sein, drittens heilen"). Schon als Student wurde mir eingebläut, dass dieser Grundsatz bei Impfungen noch viel mehr gelten muss, denn bei einer Impfung wird kein Kranker behandelt. Bei einer Impfung erhält ein gesunder Mensch ein Arzneimittel. Und er sollte durch dieses Arzneimittel unter keinen Umständen krank gemacht werden. Das alles scheint man bei den COVID-19-Impfungen außer Acht zu lassen. So forderte unter anderem der Tübinger Oberbürgermeister Boris Palmer „mehr Risikobereitschaft, Schnelligkeit und Kreativität" bei der Bewältigung der Pandemie. [198]

Ich möchte hier nicht auf die unzähligen Zeitungsberichte und Publikationen zu allen möglichen Nebenwirkungen der Impfungen eingehen. Auch nicht auf die Aussagen und Probleme von Patienten in meiner Ordination, Kolleginnen und Kollegen, Familienangehörigen und Bekannten, die mir unter anderem von Schlaganfällen, Herzmuskelentzündungen, Störungen der Menstruation usw. berichten. Das sind alles anekdotische Berichte, Einzelfälle. Wenn man einen groben Überblick über die Nebenwirkungen der Impfungen in Europa bekommen will, muss man auf die „Europäische Datenbank gemeldeter Verdachtsfälle von Arzneimittelnebenwirkungen" gehen.[199]

Adrreports.eu/de wurde von der Europäischen Arzneimittel-Agentur (EMA) im Jahre 2012 geschaffen, um der Öffentlichkeit Zugang zu Meldungen über Verdachtsfälle von Nebenwirkungen, auch bekannt unter der Bezeichnung „unerwünschte Arzneimittelwirkungen", zu gewähren. Die Meldungen werden von den nationalen Arzneimittel-Regulierungsbehörden und den pharmazeutischen Unternehmen, die Zulassungsinhaber sind, elektronisch eingegeben.

Diese Meldungen werden verwendet, um während der Entwicklung und Anwendung von Arzneimitteln deren Nutzen und Risiken zu bewerten sowie nach ihrer Zulassung im Europäischen Wirtschaftsraum (EWR) ihre Sicherheit zu überwachen. Das System ist seit Dezember 2001 in Gebrauch. Diese Datenbank umfasst also alle Arzneimittel in der EU, auch alle Impfungen. Auf dieser Webseite kann man zu jedem Arzneimittel die „Meldungen über Verdachtsfälle von Nebenwirkungen bei Substanzen" suchen und ansehen.

Die Meldungen der Arzneimittel-Regulierungsbehörden an diese Datenbank erfolgen mit einer Zeitverzögerung von etlichen Wochen, sodass diese Datenbank nie die aktuellen Nebenwirkungszahlen widerspiegelt. Außerdem werden nur circa sechs Prozent aller beobachteten Nebenwirkungen tatsächlich gemeldet.[200] Das kann ich nach Gesprächen mit Kolleginnen und Kollegen bestätigen. Eine Meldung erfordert einen zeitlichen und bürokratischen Aufwand, den sich Ärzte vor allem bei leichten Nebenwirkungen nach einer Impfung gerne sparen. Und eine Meldung erfolgt auch nur, wenn der Zusammenhang zwischen einer Impfung und der beobachteten Nebenwirkung mit hoher Sicherheit besteht und nicht übersehen wird.

Mit Stichtag 30. Oktober 2021 waren in der Europäischen Datenbank gemeldeter Verdachtsfälle von Arzneimittelnebenwirkungen bezüglich der vier in der EU derzeit bedingt zugelassenen Impfungen insgesamt 1.115.895 Verdachtsfälle von Nebenwirkungen gemeldet ("individual cases").

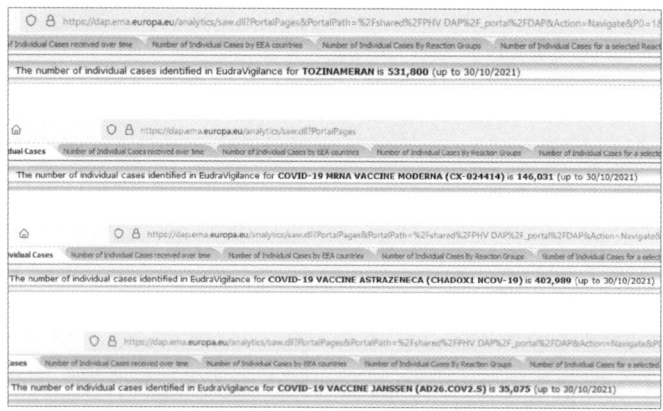

1.115.895 gemeldete individuelle Fälle von Nebenwirkungen nach den Impfungen mit Tozinameran (Pfizer/Biontech), Moderna, Astra Zeneca und Janssen (Johnson&Johnson)

Die Datenbank der EMA ist sehr umfangreich. Die Nebenwirkungen und die Schweregrade werden sehr detailliert – je nach Impfreaktion und betroffenen Organ-Systemen – zusammengefasst. Zwei Fakten sind auffallend: die Nebenwirkungen betreffen in der Mehrzahl Frauen. Und die Nebenwirkungen treten am häufigsten in den mittleren Altersgruppen auf (18 bis 64 Jahre), ganz im Gegensatz zu den Todesfällen im Rahmen einer COVID-19-Infektion.

Während es für jeden möglich ist, eigenständig die Anzahl der Nebenwirkungen in der EMA-Datenbank zu überprüfen, ist es selbst für Informatiker ein hartes Stück Arbeit, einen korrekten Datenauszug der EMA-EudraVigilance Datenbank zu erstellen. Der Grund ist, dass derselbe Todesfall oft auch in mehreren Reaktionsgruppen erfasst wird. Ein Beispiel: Wenn ein Patient schwere Nebenwirkungen in drei Reaktionsgruppen hat, wie zum Beispiel eine Herzmuskelentzündung, einen Schlaganfall und eine schwere allergische Reaktion, dann wird ein und derselbe Todesfall im Datenauszug drei Mal gelistet, obwohl es sich tatsächlich nur um einen einzigen Todesfall handelt. Aufgrund dieser Schwäche der EudraVigilance-Datenbank kommt es zu überhöhten und fehlerhaften Summenbildungen mit Bezug auf die gemeldeten Todesfälle, wenn dieses Problem mit den Reaktionsgruppen nicht peinlichst genau beachtet wird.

Man benötigt echtes mathematisch-informatisches Know-how und die Rohdaten der Meldungen, um an diese Statistiken zu den Todesfällen zu kommen. Auf der Website von „Blautopf" werden diese Zahlen veröffentlicht. Der Mitautor dieser Website, Dr. Andreas Hoppe, arbeitet laut eigenen Aussagen jede Woche diese für Laien schwer zugänglichen Daten der Datenbank der EMA heraus und stellt sie der Öffentlichkeit zur Verfügung.[201] Laut dieser Website kam es bis zum 19. Oktober 2021 zu 16.333 Todesfällen nach Impfungen gegen COVID-19.

Es würde den Rahmen dieses Buches sprengen, alle gemelde-ten Nebenwirkungen hier detailliert darzustellen. Laut der Datenbank sind alle Organsysteme betroffen, können schwe-re Nebenwirkungen überall im Körper auftreten, bis hin zum Tod. Das muss auch in einer Aufklärung zu jeder Impfung enthalten sein und dokumentiert werden, sonst ist die Aufklä-rung nicht vollständig und unzureichend.

Wenn man davon ausgeht, dass nur etwa sechs Prozent al-ler Nebenwirkungen überhaupt gemeldet werden, kann man nach den oben angeführten Zahlen davon ausgehen, dass circa 15 Millionen Menschen in Europa von Nebenwirkungen der Impfungen betroffen waren und sind. Und dass bis zu 250.000 Menschen als Folge der Impfungen gestorben sind. Das sind mehr als erschreckende Zahlen. Und das bei einer Impfung, die laut Science „wirkt, aber nicht gut genug".

Die Österreichische Agentur für Gesundheit und Ernäh-rungssicherheit bestätigte allein in Österreich insgesamt 149 Todesfälle, die in zeitlicher Nähe zur Impfung stehen. Dazu kommen 1.214 Patienten, die sich nach dem Stich in stationä-re Spitalsbehandlung begeben mussten.[202] In Israel wurde das "Testimonies Project" ins Leben gerufen, an dem sich alle, die von Nebenwirkungen durch die Impfung mit Biontech/Pfi-zer betroffen waren oder sind, beteiligen können, da laut den Initiatoren „ihre Stimmen nicht in den israelischen Medien gehört werden."[203] Ich kann nur jedem, der sich über mögli-che Nebenwirkungen nach den Impfungen umfassend infor-mieren möchte, raten, sich diese Berichte von Geschädigten nach der Impfung, die EudraVigilance-Datenbank der EMA und die VAERS-Datenbank des CDC und der FDA genau an-zusehen.[204]

In einer Video-Konferenz berichteten zwei emeritierte und angesehene Professoren und Pathologen von viel mehr Impftoten als bislang bekannt und von verunreinigten Impfstoffen. Das Video provozierte reihenweise heftige positive und negative Reaktionen.[205] In Japan wurden 2,6 Millionen Impfdosen des Moderna-Impfstoffs eingezogen, weil im Impfstoff Verunreinigungen gefunden wurden, nämlich Stahlpartikel.[206, 207]

Was würde passieren, wenn es in Europa plötzlich, innerhalb weniger Monate, hunderte gemeldete Todesfälle nach der Gabe eines anderen Arzneimittels gäbe? Um diese Frage für Sie zu beantworten: Im Jahr 2004 reichten einige Nebenwirkungen, unter anderem Herzinfarkte und Schlaganfälle, bei einer Studie mit nur 2.600 Teilnehmern aus, damit das Medikament Vioxx® weltweit vom Markt genommen wurde.[208]

Diese Zahlen haben mich als Impfarzt zuletzt zu einer anderen Einschätzung des Risiko-Nutzen-Verhältnisses bewegt als noch vor einigen Monaten. Ich bereue es mittlerweile, dass ich mich als Arzt zur Impfung überreden lassen habe und mich als Genesener einem unnötigen Risiko ausgesetzt habe. Denn als Genesener bin ich sowieso besser geschützt als jeder Geimpfte.[209]

Zuletzt erhielt ich noch ein Schreiben des Hamburger Onkologen Dr. Walter Weber. Darin bat er Kolleginnen und Kollegen, der interdisziplinären Arbeitsgemeinschaft „Ärzte für Aufklärung" unerwartete und beschleunigte Fälle von Krebs nach Impfungen gegen COVID-19 mitzuteilen. Dies deshalb, um beurteilen zu können, ob der Begriff „Turbo-Krebs" nach Impfungen berechtigt ist.

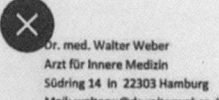

Dr. med. Walter Weber
Arzt für Innere Medizin
Südring 14 in 22303 Hamburg
Mail: walterw@drwalterweber.de
www.drwalterweber.de
Tel. 040-488112

Hamburg, den 21.10.2021

Liebe Kolleginnen und Kollegen,

wir bekommen immer mehr Berichte über Nebenwirkungen nach der
Covid-Impfung. Wir erfahren von Symptomen und Krankheitsbildern,
die wir als Ärzte bisher nicht kennen. Das macht uns große Sorge.

Nun bekommen wir auch die Berichte von Patienten und Kollegen,
dass Karzinome, Lymphome und Leukämien einen unerwarteten,
meist beschleunigten Verlauf nach Impfungen erfahren.

Wir möchten sie bitten, mit uns diese Phänomene zu beobachten,
um beurteilen zu können, ob der Begriff „Turbo-Krebs" durch die
Impfung berechtigt ist. Dazu ist es natürlich notwendig, eine
sorgfältige Dokumentation vorzunehmen und die entsprechenden
Daten an eine zentrale Stelle zu übermitteln. Dazu bieten wir die
obige Adresse an, entweder als Mail oder per Post.

Mit kollegialen Grüßen

Von Dr. med. Walter Weber (für Ärzte für Aufklärung)

In der Datenbank der EMA sind jedenfalls mit Stichtag 30.
Oktober 2021 insgesamt 1027 Fälle von Neoplasien (gut- und
bösartige Tumorerkrankungen) allein zum Impfstoff von Pfizer/Biontech gemeldet, davon 100 „fatal outcomes". Sollte sich
bestätigen, dass die Impfungen in vielen Fällen zu Krebserkrankungen führen und/oder diese beschleunigen, würde das
wohl zu einer völlig neuen und dramatischen Risikobewertung der Impfungen führen.

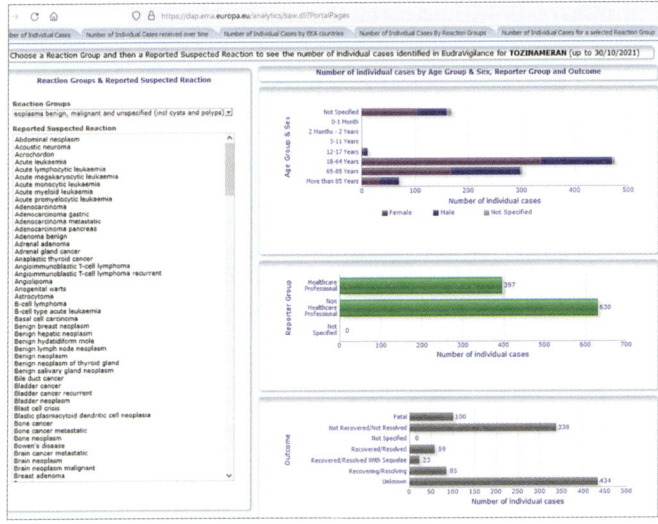

Quelle: AGES / 1.027 gemeldete Neoplasien (gut- und bösartig) und 100 dokumentierte „fatal outcomes" (Todesfälle) bei Impfungen mit Biontech/Pfizer

14. Bestehen weitere mögliche Risiken nach einer Impfung gegen COVID-19?

Leider ja. Wir wissen nach wie vor nicht, welche Folgen – vor allem Langzeitfolgen – die derzeitigen Impfungen haben werden. Von Experten wird schon seit über einem Jahr befürchtet, dass die Impfungen zu weiteren unkalkulierbaren Risiken führen können. Der Virologe und Top-Impfexperte Geert Vanden Bossche, der früher bei der Impfallianz GAVI und für die Bill & Melinda Gates Foundation arbeitete, warnte in einem offenen Brief an die WHO, dass die Impfungen in die Pandemie hinein ein „ununterdrückbares Monster" schaffen könnten, weil sich das COVID-19-Virus, wie bereits beschrieben, durch Mutationen sehr schnell anpassen und so gegen Impfungen unempfindlich werden kann.[210]

Ein weiteres Riesenproblem könnten infektionsverstärkende Antikörper (antibody dependent enhancement, ADE), werden. Dabei bilden sich nach einer Impfung Antikörper, die sich an die Oberfläche von Viren binden, diese jedoch nicht neutralisieren, sondern zu einer verbesserten Aufnahme des Virus in eine Zelle führen und damit die Ausbreitung und Vermehrung des Virus begünstigen. Infektionsverstärkende Antikörper fördern die Erkrankung und bilden eine mögliche Gefahr bei der Verabreichung von Impfstoffen, ein Phänomen, das schon seit längerem bekannt ist. Es könnte also passieren, dass geimpfte Menschen nicht geschützt werden, sondern im Gegenteil noch viel schneller und schwerer erkranken. Dieses Phänomen könnte ein mögliches Horrorszenario darstellen, wenn viele Menschen davon betroffen wären.[211, 212]

ADE wurde bei SARS, MERS und anderen Virusinfektionen der Atemwege beobachtet und stellt also auch ein potentielles Risiko bei den COVID-19-Impfungen dar. Ob und wie viele Menschen nach den Impfungen davon betroffen sein könnten, kann nicht abgeschätzt werden. Es wird daher in Zukunft notwendig sein, Zeichen von ADE zu erkennen, um das Risiko abschätzen zu können.[213]

Es wurde lange kategorisch ausgeschlossen, dass sich genetisches Material des COVID-19-Virus in das menschliche Erbgut integrieren kann. Nun, die Wissenschaft hat bereits das Gegenteil bewiesen. Zumindest Teile des Genmaterials des COVID-19-Virus können unter anderem mit Hilfe von HIV und anderen Retroviren in die menschlichen Chromosomen eingebaut werden und so das Erbgut verändern.[214, 215] Und für virale Vektoren, wie sie auch bei den Impfstoffen von AstraZeneca und Johnson&Johnson verwendet werden, wurde das im Mausmodell beschrieben.[216]

Die Auswirkungen der Integration von Genmaterial des CO-VID-19-Virus oder aber von COVID-19-Impfstoffen in das menschliche Erbgut sind noch nicht absehbar.

15. Soll ich mich ein drittes Mal impfen lassen?

Auch das ist eine Entscheidung, die meiner Meinung nach jeder für sich persönlich treffen muss, nach einer genauen Bewertung der Vor- und Nachteile.

Dass sich diese Frage überhaupt stellt, liegt eben daran, dass die bisherigen Impfungen nicht gut genug oder nur kurze Zeit wirken. Science formulierte es ja treffend: „Die Impfungen wirken, aber nicht gut genug."

Es ist prinzipiell festzuhalten, dass es zu den dritten Impfungen („Booster-Impfungen") praktisch keine Daten gibt, nicht einmal Kurzzeit-Daten. Das erste Land, in dem die dritten Impfungen bisher im großen Stil verabreicht wurden, Israel, impft erst seit Anfang August 2021. Und Israel kann auch nicht als Beispiel für Europa dienen, denn in Israel wird einfach die Pfizer/Biontech-Impfung ein drittes Mal injiziert. Was also bei den mit AstraZeneca, Johnson&Johnson, Sputnik, Sinopharm oder Moderna Geimpften passiert, die jetzt eine dritte Impfung mit Pfizer/Biontech bekommen sollen, ist schlichtweg nicht genau erforscht. Nur der Impfstoff von Pfizer/Biontech ist in der EU bei bestimmten Personengruppen zugelassen.[217]

In meiner Ordination und in meinem Freundes- und Bekanntenkreis erlebe ich daher immer mehr Menschen, die wirklich „angefressen" sind. Viele ließen sich impfen im Vertrauen darauf, dass nach der Impfung „alles vorbei" ist, wie es ihnen ja seitens der Politik versprochen worden war. Viele glaubten, dass sie sich nicht mehr testen lassen müssten, dass sie keine Masken mehr tragen müssten, dass sie alles ohne Ein- und Beschränkungen machen könnten. Und jetzt sollen sich laut Aussagen der Politik alle ein drittes Mal impfen lassen. Und schon wird über die vierte Impfung im Frühling 2022 laut nachgedacht. Österreich hat bereits für die Dritt-, Viert-, Fünft- und allenfalls weiteren Impfungen 42 Millionen Impfdosen für die Jahre 2022 und 2023 gekauft. Damit kann man theoretisch sieben Millionen Österreicher, etwa 80 Prozent der Bevölkerung, drei Mal pro Jahr impfen. Und das scheint offensichtlich auch der Plan der Regierung zu sein.[218]

Besonders verärgert sind in meiner Ordination alle jene, die sich bewusst mit dem Impfstoff von Johnson&Johnson impfen ließen, wegen der versprochenen und viel beworbenen einmaligen Injektion. Denn jetzt sollen sich alle plötzlich ein zweites Mal mit Pfizer/Biontech impfen lassen; und dabei wird es wohl nicht bleiben.[219]

Es ist daher meiner Einschätzung nach mehr als fraglich, wie viele Menschen sich jetzt noch alle paar Monate weiter impfen lassen wollen. Ich beobachte eine große Enttäuschung und ein tiefes Misstrauen über die Versprechen und Ankündigungen der Politiker und diverser Experten. Wie schon gesagt: Mein Eindruck und meine Befürchtung sind, dass die Politik mit ihren falschen Versprechen momentan dabei ist, das Thema „Impfen" generell und dauerhaft zu beschädigen.

Die Reaktion der enttäuschten Geimpften ist mehr als verständlich: Stellen Sie sich vor, Sie kommen in meine Ordination und erhalten von mir eine Behandlung, wobei ich verspreche, dass danach alles erledigt ist. Nach drei Wochen kommen Sie zur Kontrolle und sagen mir, dass die Behandlung nicht gut gewirkt hat. Und ich sage Ihnen dann, dass wir die Behandlung einfach noch einmal wiederholen. Und dann noch einmal. Was würden Sie mir dann wohl sagen? Ganz sicher würden Sie mich fragen, was das soll. Im freundlichsten Fall werden Sie sich einen neuen Arzt suchen, im unfreundlichsten werden Sie mich fragen, ob ich noch richtig ticke.

Die Politik macht aber im übertragenen Sinne genau das. Der Gipfel der faktenbefreiten Planung und der Widersprüche bei der dritten Impfung durch die Politik ist, dass die dritte Impfung einerseits seit Wochen beworben, empfohlen und auch schon durchgeführt wird, aber andererseits die „normale Impfung" seit kurzem eine verlängerte Gültigkeit von einem Jahr hat.[220, 221]

Die WHO empfiehlt die generelle dritte Impfung explizit nach wie vor nicht. Außerdem sollte der Impfstoff zuvor weltweit verteilt werden.[222] Die FDA (Food and Drug Administration) der USA ließ erst kürzlich eine dritte Impfung mit Biontech/Pfizer zu, und zwar frühestens sechs Monate nach der letzten Impfung und für Personen über 65, Personen über 18 Jahren mit einem erhöhten Risiko und Personen über 18 Jahren mit einem erhöhten Kontakt-Risiko.[223] Eine Booster-Impfung kommt für Menschen ab 18 Jahren in Betracht, erklärte die EMA. Die dritte Impfung soll demnach frühestens sechs Monate nach der letzten Impfung stattfinden. Die EMA empfiehlt eine Corona-Auffrischungsimpfung Menschen mit stark geschwächtem Immunsystem.[224]

Welche Personen ein geschwächtes Immunsystem haben oder wer überhaupt eine dritte Impfung benötigt, ist noch völlig offen und nicht definiert. In meiner Ordination lassen sich aber immer mehr Menschen die neutralisierenden Antikörper bestimmen, um zu sehen, ob sie ausreichend Antikörper gegen das SARS-CoV-2-Virus haben.

Abschließend möchte ich hier noch ein Schreiben der Ärztekammer Nordrhein anfügen, das ich aus Deutschland erhalten habe. In einem Heim erhielten 90 Personen eine Booster-Impfung. Neun Personen hatten schwere Impf-Nebenwirkungen, zwei mussten reanimiert, also wiederbelebt, werden, eine Person starb. Jedem Impfwilligen sollte das zusätzliche Risiko von Nebenwirkungen bei Booster-Impfungen bewusst sein.

16. Sollen Kinder geimpft werden?

Dazu möchte ich zunächst ein paar Zahlen anführen: In der Grippe-Saison 2017/18 starben in Österreich neun Kinder im Alter zwischen drei und zwölf Jahren.[225] An COVID-19 starben bisher nur drei Kinder im Alter zwischen null und 14 Jahren. Das Risiko für Kinder an der Grippe zu sterben ist also höher als an COVID-19 zu sterben.[226]

Die aktuellen Zahlen der AGES für Österreich sind sehr aufschlussreich: Kein Kind, das jünger als fünf Jahre war, starb an COVID-19. Nur zwölf COVID-19-Tote waren in Österreich zwischen fünf und 24 Jahre alt. Die meisten der Kinder und Jugendlichen, die an COVID-19 sterben, haben schwere Vorerkrankungen.[227] Und nur 64 COVID-19-Tote in Österreich waren jünger als 45 Jahre! Zusammengefasst ist das Risiko für gesunde Kinder, Jugendliche und junge Personen, an CO-

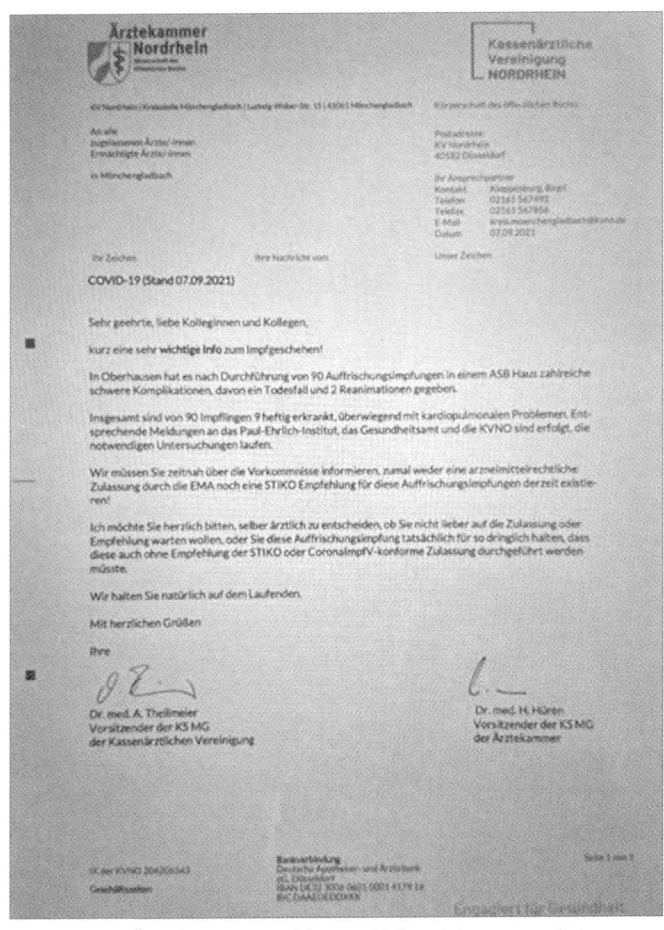

Schreiben der Ärztekammer Nordrhein zu Nebenwirkungen nach Booster-Impfungen

VID-19 zu sterben, verschwindend gering. Auch Long COVID ist bei Kindern eher die Ausnahme.[228]

Daher ist die Risiko-Nutzen-Bewertung der Impfung bei Kindern noch viel strenger zu bewerten als bei alten Menschen und Personen mit Vorerkrankungen. Denn sehr viel weniger Kinder als alte Erwachsene erkranken schwer oder sterben gar an COVID-19. Daher wiegt jede schwere Impfnebenwirkung noch ungleich schwerer als bei alten oder kranken Erwachsenen.

Laut der Website von „Blautopf" sind die Zahlen von Todesfällen und ernsten bis lebensbedrohlichen Nebenwirkungen nach der Impfung bei Säuglingen, Kindern und Jugendlichen (Alter 0 Monate bis 17 Jahre) erschreckend. 10.730 junge Menschen wurden laut dieser Website bis zum 19. Oktober 2021 Opfer von Impfkomplikationen (+2.539 seit dem 25. September 2021): 49 sind gestorben, 194 schweb(t)en in Lebensgefahr und in 264 Fällen wurde eine Behinderung hervorgerufen.[229]

Die Impfung ist für Kinder ab 12 Jahren zugelassen. Gemäß den Empfehlungen der WHO ist die Impfung von Kindern „nicht dringlich geboten", es sei denn sie haben entsprechende Vorerkrankungen. Es werden einfach mehr Daten benötigt, damit die WHO eine generelle Stellungnahme abgeben kann, welche Impfung für welche Kinder empfohlen wird.[230] Dieser Einschätzung der WHO kann ich mich nur anschließen. Das auch insbesondere deshalb, weil die Impfung nicht vor einer Infektion und Ansteckung schützt und Kinder und Jugendliche nur in Ausnahmefällen und bei schweren Vorerkrankungen schwere Verläufe haben. Das Argument, dass Kinder deshalb geimpft werden sollen, damit sie Erwachsene nicht anstecken, ist spätestens seit den Empfehlungen des CDC und der ständig zunehmenden Zahl der Impfdurchbrüche (siehe oben) obsolet.

17. Gibt es eine Alternative zu den Impfungen?

Ja.

Ich stelle Ihnen ein einfache Frage: Was macht ein Arzt normalerweise, wenn er den Verdacht hat, dass ein Patient an einer Infektion leidet, einem Harnwegsinfekt, einer Wundinfektion, einer Grippe oder einer viralen oder bakteriellen Pneumonie? Er erhebt die Krankengeschichte, untersucht den Patienten, führt die nötigen Tests durch (Labor, Röntgen, Kultur, etc.) – und startet sofort eine Therapie, kontrolliert den Verlauf und/oder überweist den Patienten bei Bedarf in ein Krankenhaus. Ein Infizierter wird also normalerweise sofort mit Medikamenten behandelt, damit sich der Zustand des Patienten nicht verschlechtert und die Infektion gestoppt wird.

Derzeit werden bei uns aber tausende Menschen täglich positiv auf COVID-19 getestet. Die Leute werden in Quarantäne geschickt, und dann passiert – nichts. Zumeist keine ärztliche Untersuchung oder Betreuung, keine Therapie, keine ärztlichen Kontrollen. Es wird einfach tagelang abgewartet, ob die Infizierten wieder gesund werden (was bei der überwiegenden Mehrheit der Fall ist) oder ob sie in einen schweren Verlauf hineinschlittern. Wir machen also genau das Gegenteil von dem, was wir üblicherweise bei einer Infektion machen. Wir werfen also bei COVID-19 unser erprobtes und standardisiertes medizinisches Vorgehen bei der Behandlung von Infektionskrankheiten über Bord und wundern uns dann, wenn immer mehr Patienten in die Krankenhäuser und in die Intensivstationen aufgenommen werden müssen.

Dabei werden gegen die Pandemie mit dem Coronavirus SARS-CoV-2 vorhandene Medikamente schon seit längerem erfolgreich angewendet, erprobt und neue erfunden. Gerade in diesem Bereich tut sich sehr viel. Medikamente haben einen unschlagbaren Vorteil gegenüber Impfungen: Es muss nicht die gesamte gesunde Bevölkerung geimpft und damit dem Risiko von Nebenwirkungen ausgesetzt werden, sondern es werden zielgerichtet nur die Menschen behandelt, die mit dem Virus infiziert beziehungsweise daran erkrankt sind.

Es gibt bereits ein Paradebeispiel für die erfolgreiche medikamentöse Behandlung bei einer Virus-Pandemie: Auch HIV wird und wurde nicht durch eine Impfung behandelt, sondern durch Medikamente.

Bereits zugelassene und schon lange verwendete Medikamente

In den vergangenen eineinhalb Jahren wurde die Wirksamkeit von zahlreichen Medikamenten bei der Behandlung von COVID-19 nachgewiesen. Es stimmt daher einfach nicht, dass COVID-19 nicht behandelbar ist. Diese Medikamente sind sogar sehr wirksam, sie haben die Sterblichkeit bei Erkrankten, die damit behandelt wurden, um bis zu 90 Prozent gesenkt.

In einer der meistgelesenen wissenschaftlichen Publikationen des Jahres 2021 stellt Professor Peter McCullough eine Übersicht der verwendeten Medikamente zusammen. Zu diesen Medikamenten gibt es Studien, wissenschaftliche Publikationen und Erfahrungen. Das ist deutlich mehr als die dritten Impfungen – Booster-Shots – zu bieten haben. Zu etlichen Medikamenten gibt es sogar Phase III-Studien, also Vergleiche mit anderen Behandlungen.

Ganz wichtig ist: Diese Medikamente sollen nicht erst im Krankenhaus verabreicht werden, sondern sofort nach der Diagnosestellung einer Infektion mit dem SARS-CoV-2-Virus.[231, 232] Das heißt, das Ziel der Medikamenten-Therapie ist es, eine schwere Erkrankung zu verhindern und damit das Risiko eines Krankenhausaufenthalts zu verringern. In den USA ist dieses Behandlungsschema bereits weitverbreiteter Standard, wie mir Peter McCullough persönlich mitgeteilt hat. Leider wird dieses Konzept zur medikamentösen behandlung von COVID-19 aber noch nicht überall umgesetzt. Gleiches gilt auch für Europa.

Die American Association of Physicians and Surgeons (AAPS) hat dieses Medikamenten-Schema für die USA auf ihrer Homepage zusammengestellt, damit die behandelnden Ärzte Krankenhauseinweisungen und Todesfälle von COVID-19-Patienten verhindern können.[233] Diverse Studien beschrieben eine Reduktion der Todesfälle von zumindest 60 Prozent durch diese frühe Therapie.[234, 235] Mit anderen Worten: Zumindest zwei Drittel aller COVID-19-Toten weltweit hätten wohl gerettet werden können, wenn sie frühzeitig eine entsprechende medikamentöse Behandlung bekommen hätten.

Das Schema der AAPS wurde in weiterer Folge für mitteleuropäische Verhältnisse adaptiert: So wurden intravenös zu verabreichende Substanzen und Hydroxychloroquin herausgenommen, weil für intravenöse Medikamente Hausbesuche eines Arztes erforderlich sind und Hydroxychloroquin zu schweren Herz-Nebenwirkungen führen kann. Alle Medikamente in diesem Schema werden als Tabletten eingenommen, nur niedermolekulares Heparin wird unter die Haut gespritzt (was sehr viele Patientinnen und Patienten jeden Tag selber machen). Alle werden in Österreich und Deutschland schon lange von Ärzten zur Behandlung diverser Krankheiten verwendet.

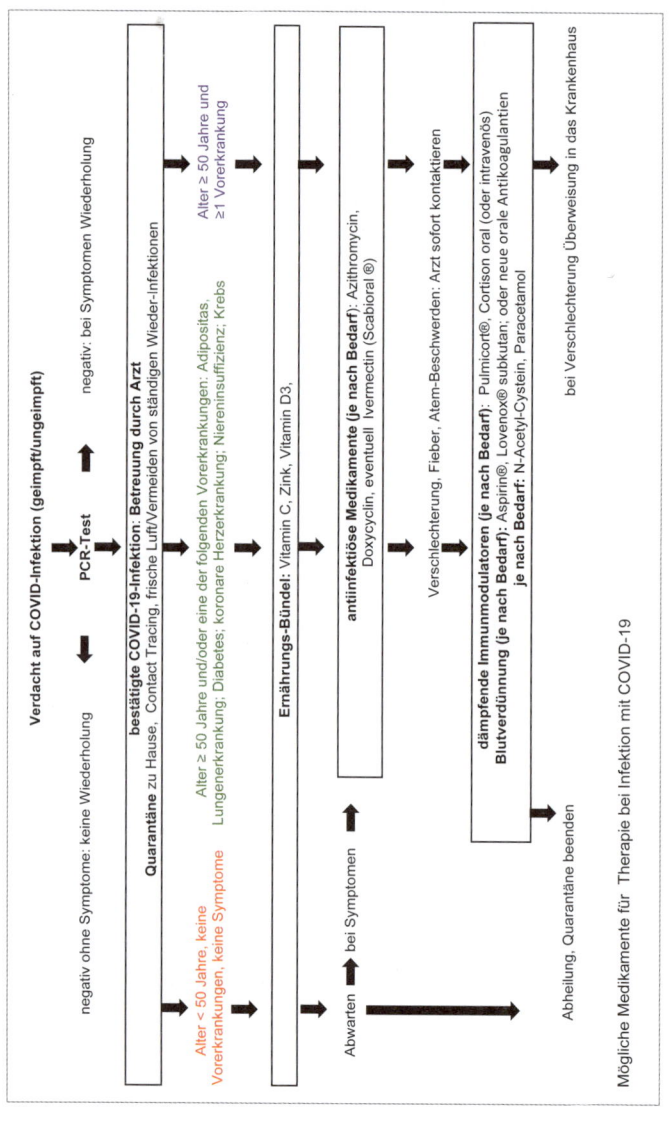

Mögliche Medikamente bei der Behandlung von COVID-19

Diese Kombination aus Vitaminen, Zink, antiinfektiösen Medikamenten, dämpfenden Immunmodulatoren (gegen eine überschießende Immunreaktion, den sogenannten „Zytokin-Sturm") und blutverdünnenden Medikamenten (gegen die Bildung von Blutgerinnseln und Mikro-Thromben) werden je nach Alter, Vorerkrankungen, Risikofaktoren und Symptomen eingesetzt.

Ein Punkt muss besonders betont werden: Alle Medikamente in dieser Liste sind in Europa seit langem zugelassen und als sicher bekannt. Und diese Medikamente werden auch bei anderen viralen Lungenentzündungen eingesetzt, nicht nur bei COVID-19, bis auf Ivermectin, auf das ich noch näher eingehen werde. Diese Medikamente sind also keineswegs neu bei der Behandlung viraler Pneumonien, im Gegenteil.[236]

Das Problem ist der Zeitpunkt der Therapie. Ein Beispiel: erst kürzlich meldete sich eine ältere Patientin bei mir, die - wie ihr Mann - trotz Impfung schwerer an COVID-19 erkrankt war. Sie wollte in die Apotheke, um sich Medikamente zu besorgen, konnte aber wegen der verhängten Quarantäne nicht das Haus verlassen. Die beiden Erkrankten lebten allein zu Hause, und niemand half ihnen zunächst. Glücklicherweise besorgte eine Freundin des Ehepaars dann die Medikamente, und bei beiden besserten sich dann die Symptome. So konnte eine Einweisung in eine Intensivstation verhindert werden.

Das ist der springende Punkt: In den entscheidenden ersten Tagen nach der Infektion passiert medizinisch normalerweise nichts, gar nichts. Wir tun nichts, um schwere Verläufe zu verhindern, sondern warten achselzuckend ab, bis die schwer Erkrankten in die Krankenhäuser kommen. Für mich als Arzt, der seit dem Medizinstudium trainiert ist, kranken Menschen sofort zu helfen, ist das ein unhaltbarer Zustand. Und es ist politisch und medizinisch ein Irrsinn, nichts dagegen zu unternehmen, dass unsere Krankenhäuser von schwer Erkrankten mehr und mehr überrannt werden.

Meine persönliche Erfahrung mit Medikamenten gegen COVID-19

Auch ich habe im Rahmen meiner COVID-19-Erkrankung vom ersten Tag an diese Tabletten erhalten: Vitamin C und D sowie Zink, die ja Nahrungsergänzungsmittel sind; dazu kamen noch Azithromycin, Pulmicort-Spray (ein Cortison-Präparat zum Inhalieren), Dexamethason-(Cortison) Tabletten, Aspirin sowie tägliche Injektionen mit Lovenox (einem weit verbreiteten niedemolekularen Heparin). Außerdem maß ich jeden Tag die Sauerstoffsättigung im Blut. Als diese unter 90 Prozent fiel, wurde ich in der Universitätsklinik in Innsbruck weiter behandelt, wo mir ausdrücklich mitgeteilt wurde, dass meine Hausärztin mich bestens und hoch professionell behandelt hatte.

Ich nehme an, dass mir diese Behandlung einen wirklich schweren Verlauf und vermutlich die Intensivstation erspart hat. Vielleicht hat meine behandelnde Ärztin mit ihrer sofortigen Behandlung auch mein Leben gerettet. Ich weiß also auch aus eigener Erfahrung, nicht nur aus Publikationen, wovon ich spreche, wenn ich über die medikamentöse Behandlung schreibe. Diese Medikamente werden weltweit eingesetzt, mit großem Erfolg. Und sie haben schon vielen Menschen das Leben gerettet.

Ich habe in der Zwischenzeit damit begonnen, diese Behandlung mit Standard-Medikamenten anderen Menschen zu empfehlen und nach entsprechender Aufklärung bei Bedarf durchzuführen. Mit Erfolg, wie ich feststellen kann.

Ivermectin

Dieses Medikament habe ich bei meiner COVID-19-Erkrankung noch nicht bekommen. Es wird aus einer im Boden lebenden Mikrobe in Japan gewonnen, und für seine Entdeckung wurde 2015 der Nobelpreis für Medizin verliehen. Ivermectin wird in der wissenschaftlichen Literatur als „rätselhafte Wunder-Droge" bezeichnet. Es ist bei uns ganz normal zugelassen (Scabioral®), und zwar zur Behandlung bei Wurm- und anderen parasitären Erkrankungen. Daneben wir es auch erfolgreich in der Tiermedizin verwendet.

Ivermectin hat eine Vielzahl von positiven therapeutischen Eigenschaften, unter anderem wirkt es antiviral. Das heißt, dass es die Vermehrung von Viren verhindert, etwa bei Gelbfieber, Denguefieber, Japan-Encephalitis und auch die Vermehrung mehrerer RNA-Viren.[237, 238] Die FDA gibt wegen unzureichender Evidenz keine Empfehlung für oder gegen den Einsatz von Ivermectin ab. Sie will erst die Daten von neuen guten Studien abwarten. Die Wirksamkeit von Ivermectin bei der Behandlung von COVID-19 wurde aber in der Zwischenzeit in etlichen klinischen Studien bewiesen. Es ist sicher in der Anwendung, billig und kann bei sofortiger Anwendung bei nachgewiesener Infektion sehr viele schwere Verläufe und Todesfälle verhindern.[239, 240]

Eine Metaanalyse von 64 (!) Studien zur Verwendung von Ivermectin bei COVID-19 zeigt, dass statistisch signifikante Reduktionen bei schweren Verläufen, Einweisungen in Intensivstationen und der Sterblichkeit erzielt werden, vor allem wenn Ivermectin früh eingesetzt wird. Darüber hinaus wird Ivermectin derzeit bei 28 Prozent der Weltbevölkerung als Medikament gegen COVID-19 angewendet.[241]

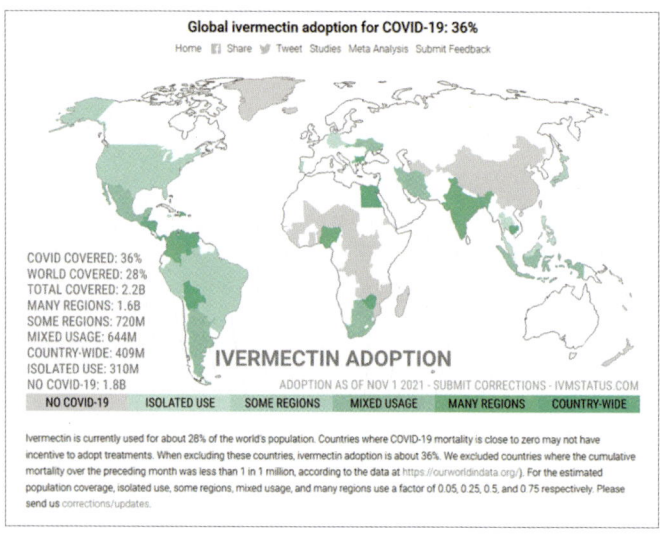

Karte der weltweiten Anwendung von Ivermectin gegen COVID-19
Quelle: ivmstatus.com/

Ich möchte hier speziell auf Zentralafrika verweisen. Zu Beginn der Pandemie 2020 wurde erwartet, dass Afrika das „Massengrab" der Pandemie werden würde. Auch von Seiten der WHO erwartete man eine Katastrophe in Afrika. Aber nichts davon geschah. Im Gegenteil – in Nigeria, dem bevölkerungsreichsten Land Afrikas, mit circa 210 Millionen Einwohnern, sind bis Stichtag 1. November 2021 gerade einmal

2895 Menschen an COVID-19 gestorben.[242] Umgerechnet auf die Todeszahlen in Deutschland hätten es über 250.000 sein müssen. Mit anderen Worten: Nigeria hat nur knapp über ein Prozent der Toten verglichen mit Deutschland.

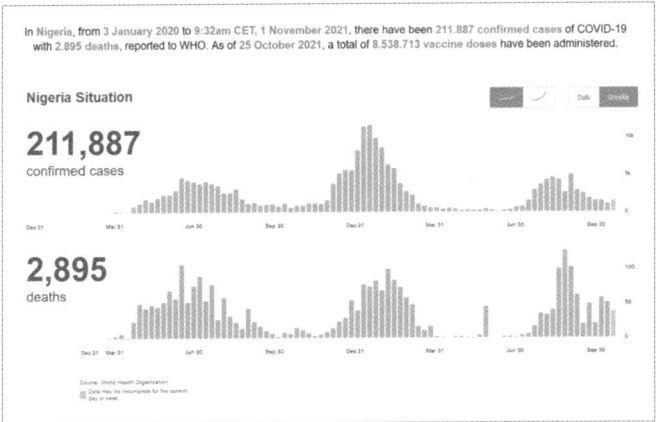

Infektionszahlen und Todesfälle durch COVID-19 in Nigeria
Quelle: WHO

Es ist klar, dass die Wissenschaft verwirrt und fasziniert nach Afrika blickt. Was ist dort los, warum sterben dort weniger Menschen als im Rest der Welt an COVID-19? Seit Monaten wird dazu geforscht, und es gibt auch schon wissenschaftliche Publikationen dazu.

Ein möglicher und logischer Faktor ist eben das Medikament Ivermectin. Es wird bei bestimmten Wurm- und bei Krätz-milbenerkrankungen eingesetzt. Ivermectin ist dafür welt-weit, auch in Europa, längst zugelassen und wird breitflächig angewendet. Es ist frappierend, dass dort, wo in Afrika Iver-mectin in großen Mengen gegen Parasiten eingesetzt wird, die

Sterblichkeit signifikant geringer ist.[243] COVID-19 ist in Zentralafrika faktisch kein Thema. Dort gibt es keine Masken (zu teuer), keine Impfungen (viel zu teuer), keine Lockdowns (die Menschen müssen arbeiten um zu überleben), keine Abstände – und so gut wie keine Toten.

Ich habe mir daher für meine Ordination mittlerweile Ivermectin besorgt. Würde ich noch einmal an COVID-19 erkranken, würde ich es bei Bedarf als sogenannten Off-Label-Use einnehmen, weil ich alles unternehmen würde, um einen schweren Verlauf zu verhindern. Unter „Off-Label-Use" versteht man die Anwendung eines Arzneimittels im Rahmen der medizinischen Heilbehandlung außerhalb der Informationen in der Fachinformation. Eine rechtlich verbindliche Definition ist dem österreichischen Recht, insbesondere dem Arzneimittelgesetz, nicht zu entnehmen. Off-Label-Use ist grundsätzlich nicht verboten, bedarf jedoch erhöhter Sorgfalts- und besonderer Aufklärungspflichten.[244] Ich würde daher einen Einsatz nach sorgfältiger Anamnese, Aufklärung und Präsentation der wissenschaftlichen Daten auch anderen Personen bei Bedarf empfehlen. Noch einmal: Ich empfinde es als ärztliche Verpflichtung alles zu unternehmen, um schwere Verläufe zu verhindern.

Neue Medikamente zur Behandlung von COVID-19

Die Anstrengungen für die Zulassung neuer Medikamente zur Behandlung von COVID-19 wurden zuletzt verstärkt. Dass das alleinige Setzen auf die Impfung in eine Sackgasse mündet, erkennt mittlerweile wohl auch die EU. So sollen demnächst bis zu fünf neue Medikamente zugelassen werden: Baricitinib, eine Kombination aus Bamlanivimab und Etesevimab, Casirivimab und Imdevimab, Regdanvimab und Sotrovimab.[245] Wenn die bedingten Zulassungen von Medikamenten ebenso schnell ablaufen wie die Zulassungen bei den Impfstoffen, sollten zumindest einige dieser Medikamente bis spätestens Ende 2021 zugänglich sein.

Erst seit einiger Zeit ist das Medikament Molnupiravir in aller Munde. Dieses Medikament, als Pille verabreicht, reduziert die Zahl der schweren COVID-19-Erkrankungen und -Todesfälle um die Hälfte.[246] Es ist also davon auszugehen, dass nicht die Impfungen, sondern die breite und flächendeckende Anwendung wirksamer Medikamente, einzeln oder in Kombinationen, die wirklichen „Gamechanger" bei der Behandlung von COVID-19 sein werden.

18. Warum mischt sich die Politik bei der Bekämpfung von COVID-19 so in die Medizin ein?

Seit eineinhalb Jahren wurden und werden wir von Politikern, die plötzlich alle selbsternannte Gesundheitsprofis sind, und „Experten" tagtäglich in den Medien mit Aussagen zu COVID-19 bombardiert. Und seit eineinhalb Jahren erleben die Menschen, dass im Gesundheitsbereich vieles anders ist. Keine Termine, verschobene Operationen oder Untersuchungen, geschlossene Abteilungen, reduzierte Leistungen, Massentests, Massenimpfungen, verdeckte Impfzwänge und Testpflichten. Damit hat die Bevölkerung zu kämpfen.

In einem geheimen Strategie-Papier legte die deutsche Regierung ihre „Hammer and Dance"-Strategie schon zu Beginn der Pandemie dar. Von Beginn an waren Testen, Isolieren, Quarantänemaßnahmen und Ausgangsbeschränkungen (also

Lockdowns) eingeplant. In der „politischen Krisenkommunikation" sollten ganz bewusst die Gefahren stärker betont und herausgehoben werden. Schockwirkung war geradezu erwünscht.[247] Diese Strategie wurde von praktisch allen Ländern in der EU übernommen, mit Ausnahme zum Beispiel von Schweden. Die Politik gab bei allem, was COVID-19 betraf, über die Medien den Takt vor, auch bei allen medizinischen Maßnahmen. Sie wollte also von allem Anfang an die Führung und die Meinungsführerschaft bei der Bekämpfung von COVID-19 übernehmen.

Das geht weit hinein bis in medizinische Behandlungen, zu denen auch das Impfen gehört. Die Politik forderte frühzeitig massiv die Zulassung von Impfstoffen. Und sie forderte die Booster-Impfung und die Impfung von Kindern, noch bevor diese überhaupt zugelassen waren. Denn laut Versprechen und Hoffnung der Politik waren die Impfungen der "Gamechanger", die Rettung vor Corona. Wie wir heute wissen, ist das leider nicht so.

Die Politik ging bei der Umsetzung ihrer Strategie nie zimperlich vor. Um die eigenen Maßnahmen zu rechtfertigen, spannte sie Ärzte und Wissenschaftler für ihre Zwecke ein. In Deutschland wurden Forscher gebeten, ein Modell zu entwickeln, auf dessen Basis „Maßnahmen präventiver und repressiver Natur" geplant werden könnten und in dem über eine Million Corona-Tote prognostiziert wurden.[248] Berater und Wissenschaftler mit abweichenden Meinungen wurden in Österreich und in Deutschland ignoriert, verunglimpft, aus diversen Gremien entfernt oder traten zurück, weil sie die repressive Politik nicht mit verantworten wollten und konnten.[249]

Die Wissenschaft wurde gewissermaßen von der Politik vereinnahmt.[250] Und in den Medien fand eine „Verengung der Welt" statt.[251] Medien bauten einseitige Weltbilder auf, leisteten der Krisenerhaltung durch ihre Rhetorik Vorschub und hinterfragten kaum die Maßnahmen und Aussagen der Politik. Und gegenteilige Meinungen, auch von hochrangigen und renommierten Wissenschaftlern, wurden entweder ignoriert oder als Spinnerei abgetan.[252]

Ein Beispiel: Der Disziplinarrat der Ärztekammer Wien verurteilte den Leiter der Abteilung für Allgemein- und Familienmedizin am Zentrum für Public Health der Medizinischen Universität Wien, Univ. Prof. Dr. Andreas Sönnichsen, zu 5.000 Euro. Sönnichsen hatte gesagt, die Gefährlichkeit von COVID-19 werde überschätzt, die Todesraten wären auch auf die Lebensumstände der Patientinnen zurückzuführen, auf die statistische Zählweise und auch auf die Funktionalität des Gesundheitswesens. Insbesondere sei die Erkrankung für Kinder in den allermeisten Fällen ungefährlich. Er sagte auch, der verordnete Mund-Nasen-Schutz bringe so, wie er von den meisten Menschen angewandt würde, mehr Schaden als Nutzen. Überdies seien die Impfstoffe nicht ausreichend geprüft worden.

Gegen seine Verurteilung legte Univ. Prof. Andreas Sönnichsen erfolgreich eine Beschwerde beim Verwaltungsgericht Wien ein. Das Gericht hält dazu fest: „Die vom Disziplinarbeschuldigten getätigten inkriminierten Äußerungen, die er als solche nicht bestreitet, stellen Werturteile dar, die auf einer faktischen Grundlage beruhen. Diese Äußerungen unterfallen daher sowohl der verfassungsgesetzlich gewährleisteten Freiheit der Meinungsäußerung (Artikel 10 EMRK) als auch der Freiheit der Wissenschaft (Artikel 17 StGG)." [253] Dem ist nichts hinzuzufügen.

Zuletzt musste der Bundestagsabgeordnete und Gesundheitsexperte Karl Lauterbach eingestehen, dass die Zahlen zu den Impfungen in Deutschland nicht stimmen.[254] In Deutschland herrscht laut Aussagen des Virologen, Epidemiologen und Impfstoffexperten Klaus Stöhr eine „Datenwüste". Seiner Ansicht nach hätte es ein multidisziplinäres Team zur Bewertung und Ausarbeitung von Maßnahmen benötigt.

Seitens der Politik wurden Ärzte bei der Bekämpfung von COVID-19 eigentlich an den Rand gedrängt und gewachsene und erprobte Strukturen im Gesundheitswesen umgangen. Es wurden große Parallelstrukturen aufgebaut, Testzentren und Impfzentren, in denen nicht Qualität, sondern oftmals nur Quantität gefragt war. Auf die Problematik der Tests durch unqualifiziertes Personal habe ich bereits hingewiesen.[255] Das gilt aber auch für die Impfungen gegen COVID-19, die in Österreich sogar von Rettungssanitätern verabreicht werden können. Andere Impfungen dürfen Sanitäter jedoch merkwürdigerweise nicht vornehmen.[256] Und über die Qualität und Genauigkeit einer Aufklärung, mit allen möglichen Risiken und Nebenwirkungen, braucht man in der Massenabfertigung einer Impfstraße erst gar nicht zu diskutieren.

Den Gipfel stellte die Novelle des Ärztegesetzes in Österreich dar. In einer Nacht- und Nebelaktion wurden der Österreichischen Ärztekammer zwei zentrale Kompetenzen entzogen, nämlich die Ausbildung der Ärzte und die Qualitätskontrolle der Ordinationen. Dafür müssen künftig Bund und Länder aufkommen. Nur – dort gibt es keine Leute, die sich auskennen.[257] Ärztekammer-Präsident Thomas Szekeres bezeichnete die Gesetzesänderung als „bösartig und sinnlos".

Faktum ist auch, dass die Politik sich jetzt auch nicht aus der Verantwortung stehlen kann, wenn etwas schief läuft, denn COVID-19 zeigt massive politische Mängel und Versäumnisse im Gesundheitswesen auf. Spitäler, Krankenhaus- und Intensivbetten wurden in den vergangenen Jahren eingespart und geschlossen. Wir hatten schon vor Corona einen Mangel an Pflegepersonal, der sich jetzt noch verschärft. Ein Fünftel des Pflegepersonals denkt in Österreich ans Aufhören.[258] Und der Ärztemangel wird uns in einer Weise treffen, wie es sich die Bevölkerung kaum vorstellen kann.[259]

Seit eineinhalb Jahren wurde praktisch nichts gegen diesen Mangel an Betten und Personal unternommen.[260] Deshalb genügen in Österreich einige hundert schwer an COVID-19 Erkrankte (in Deutschland einige tausend), um das gesamte Gesundheitssystem zu kippen. Nicht COVID-19 ist also primär das Problem, sondern die heruntergesparten Gesundheitssysteme, die viel zu schnell an ihre Grenzen stoßen.

Österreich – und mit ihm auch die EU – schaut auf die Ermittlungen der Staatsanwaltschaft gegen Ex-Kanzler Kurz und seine engsten Mitarbeiter, gegen Meinungsforscher und Zeitungsherausgeber.[261] Es geht allerdings nicht nur um eine Person allein und deren mutmaßliches Fehlverhalten. Zur Diskussion steht ein ganzes politisches System: Machtmissbrauch, illegale Parteienfinanzierung, die Verstrickung von Medien und Politik und der Staat als Selbstbedienungsladen sind die Vorwürfe.[262] Nun ermittelt die Staatsanwaltschaft wegen des begründeten Verdachts, dass sich Politiker von ihnen gewünschte Darstellungen in Medien kaufen können.[263]

Genau das Gleiche geschieht auch bei der Berichterstattung über COVID-19. Das römische Wirtschaftsministerium zahlte zum Beispiel für die Corona-Berichterstattung der Sender lukrative Beiträge.[264] Der vermeintlich objektive und neutrale Nachrichtenjournalismus bildet in Wahrheit nicht die Welt oder die Wirklichkeit objektiv und neutral ab, sondern lediglich die Vorstellungen der politischen Führungseliten über diese Wirklichkeit.[265] Die Politik bestimmt weitgehend, was zu COVID-19 veröffentlicht wird. Dabei geht es überhaupt nicht um Fakten, Wissenschaft oder Richtigkeit. Am Thema Masken lässt sich das gut veranschaulichen. Hier erlebten wir in den letzten eineinhalb Jahren ein breites Spektrum an Meinungen der Politik, von „bringen nichts" bis hin zu „absolut notwendig".

Ein weiteres Paradebeispiel für die Diskrepanz zwischen dem, was die Politik via Medien verlautbaren lässt und der Wirklichkeit, sind die Verträge zwischen Pfizer/Biontech und den Staaten zum Ankauf der Impfungen. Diese sollten geheim bleiben, wurden aber geleakt. Der Vertragsentwurf mit Albanien kann bei Transparency International nachgelesen werden.[266] Die Staaten – und damit die Politiker als deren Vertreter – erkennen in diesen Verträgen unter anderem an, dass die langfristigen Wirkungen und die Wirksamkeit des Impfstoffs derzeit nicht bekannt sind und dass es nachteilige Wirkungen des Impfstoffs geben kann, die derzeit nicht bekannt sind (Punkt 5.5). Pfizer/Biontech befreit sich außerdem selbst aus jeglicher Haftung für irgendwelche Schäden (Punkt 8).

Dieselben Politiker und Medien, die ständig trommeln, dass die Impfungen der "Gamechanger" sind, die Rettung vor COVID-19 und „ganz sicher", verschweigen also gleichzeitig, dass Pfizer/Biontech selbst erklärt, dass die Wirkungen und Nebenwirkungen nicht bekannt sind. Und sie halten das sogar noch vertraglich und schriftlich fest!

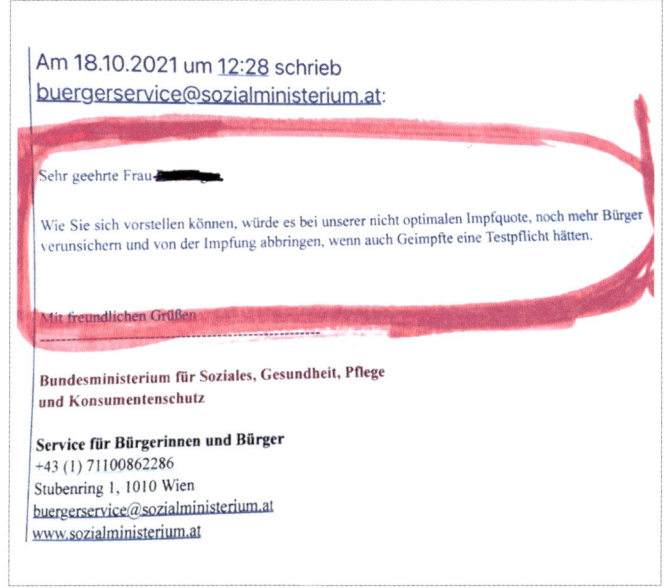

Am 18.10.2021 um 12:28 schrieb buergerservice@sozialministerium.at:

Sehr geehrte Frau ▓▓▓▓▓▓▓

Wie Sie sich vorstellen können, würde es bei unserer nicht optimalen Impfquote, noch mehr Bürger verunsichern und von der Impfung abbringen, wenn auch Geimpfte eine Testpflicht hätten.

Mit freundlichen Grüßen

Bundesministerium für Soziales, Gesundheit, Pflege und Konsumentenschutz

Service für Bürgerinnen und Bürger
+43 (1) 71100862286
Stubenring 1, 1010 Wien
buergerservice@sozialministerium.at
www.sozialministerium.at

Schreiben des Bürgerservice des österreichischen Gesundheitsministeriums vom 18. Oktober 2021

Erst vor kurzem erhielt ich das oben angeführte Schreiben des Bürgerservice des österreichischen Gesundheitsministeriums. Mit einer entwaffnenden Offenheit wird dort allen Ernstes erklärt, dass Geimpfte nur deshalb nicht getestet werden, weil sich dann „noch mehr Bürger verunsichern und von der Impfung abbringen" lassen würden. Mit anderen Worten: Es geht nicht um die Feststellung von geimpften Infizierten. Das Ministerium will gar keine geimpften Infizierten finden. Es geht nicht um Fakten, um Wissenschaft, um Evidenz, schon gar nicht um Gesundheit oder Bekämpfung der Pandemie. Die Politik bestimmt, dass Geimpfte nicht getestet werden sollen, weil sie ihr Impfprogramm weiter vorantreiben will. Und weil dann auch dem letzten Unbedarften klar würde, dass die derzeitigen Impfungen nicht gut genug wirken und die Pandemie nicht stoppen.

Die Politik bestimmt die Bekämpfung der Pandemie – nicht die Fakten, nicht die Medizin oder der Schutz vor der Weitergabe des Virus. Und genau deshalb wird die Politik bei der Bekämpfung der Pandemie scheitern.

Die Politik hat bei der Bekämpfung von COVID-19 alles an sich gerissen, bis weit hinein in medizinische Belange und ärztliches Handeln. Und jetzt, wo alle Fehler, fatalen Folgen, falschen Versprechungen und manipulativen Medienkampagnen immer sichtbarer werden und auffliegen, wundert man sich, dass das Vertrauen der Bevölkerung in die Handlungsfähigkeit der Politik und in den Rechtsstaat weltweit sinkt?[267]

19. Wie geht es weiter?

„Prognosen sind schwierig, vor allem wenn sie die Zukunft betreffen." Dieses Zitat von Mark Twain trifft wohl auf keinen Bereich so zu wie auf COVID-19. Was haben diverse Experten, Politiker und Medien doch alles schon prophezeit? Und wie viel davon hat sich als „Quatsch" herausgestellt?

In diesem Kapitel geht es nicht mehr um reine Fakten, sondern auch um Spekulationen und meine persönliche Einschätzung. Wir befinden uns im Herbst 2021 – meiner Meinung nach – in einer höchst prekären Situation. Der bisherige Weg der Coronapolitik in der EU erweist sich nach 18 Monaten als gescheitert. Die bis jetzt verwendeten Impfungen halten nicht das, was man sich von ihnen versprochen hat. Sie wirken, aber eben nicht gut genug. Die derzeitigen Impfungen werden also die Pandemie nicht beenden, was mittlerweile auch von der WHO verbreitet wird.

Ein weltweiter Vergleich zwischen 68 Staaten und von 2.947 Bezirken in den USA ergab, dass die jeweiligen Infektionszahlen nicht mit den Impfungen korrelieren. Eine hohe Impfquote führt also nicht zwingend zu einer niedrigen Zahl von Infektionen.[268]

Das größte Problem sind die Geimpften, wie von Virologen bestätigt wird. Seitens der Politik wird ihnen eingeredet, dass sie „sicher" sind. Ich erlebe täglich in meiner Ordination, dass Geimpfte glauben, dass sie sich an keine Sicherheitsmaßnahmen mehr halten müssen und dass sie wieder alles machen können. Sie halten dann oft allgemeine Vorsichtsmaßnahmen wie Abstand halten oder das Vermeiden von größeren Menschenansammlungen für überflüssig, ebenso wie Tests. Spätestens seit den Warnungen des CDC ist diese Erzählung als falsch erkannt.

Ich befürchte daher, dass die Infektionszahlen und die Zahlen der Infizierten in den Krankenhäusern und Intensivstationen weiter steigen werden, und das obwohl die meisten Geimpften nicht einmal mehr getestet werden. Ich erwarte daher eine massive vierte Welle, auch mit einer Massen-Pandemie der Geimpften, deren Impfung nicht mehr oder nicht gut genug wirkt. Man hat lange versucht, an den wissenschaftlichen Fakten vorbei zu regieren, hat lange den Leuten eingeredet dass die Impfung die Lösung für alle Probleme sein wird. Nur: Irgendwann wird die Realität die Politik ein- und überholen. Das WHO hat das längst erkannt.

Wenn das passiert, wird im Herbst und Winter 2021 wieder alles auf Lockdowns hinauslaufen, weil wir keine nennenswerten Reserven im Gesundheitswesen haben. Und das obwohl jetzt jeder Politiker verkündet, dass er keine Lockdowns will und dass es dazu nicht kommen wird. Die Lockdowns und Einschränkungen der Ungeimpften werden die Welle aber meiner Meinung dann nicht aufhalten. Denn die infizierten Geimpften, denen man weiterhin sagt, dass sie „sicher" seien, werden die Pandemie munter vorantreiben. Ein Lockdown für Ungeimpfte oder 2G-Regeln sind daher meiner Meinung nach sinnlos. Und: Vergessen Sie das Märchen, dass in den Kliniken nur Ungeimpfte zu Behandlung liegen. Am 20. September 2021 war in der Universitätsklinik Innsbruck die Hälfte der schwer Erkrankten in der Infektionsabteilung und in der Intensivstation geimpft.

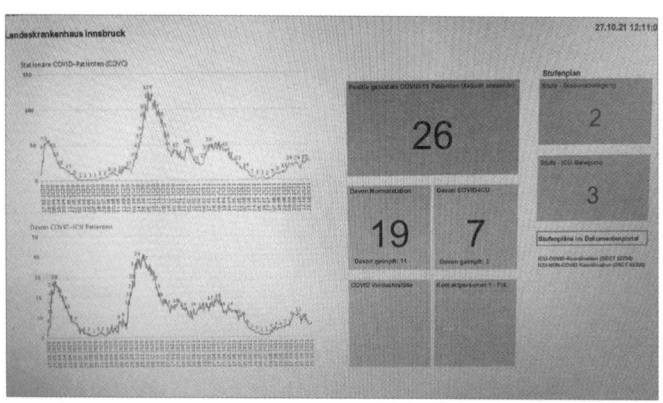

Anteil der Geimpften (54 Prozent) bei den schwer erkrankten COVID-19-Patienten der Universitätsklinik Innsbruck am 27. Oktober 2021

Also vermutlich Lockdowns im Herbst und Winter. Das werden unsere Gesellschaft und unsere Wirtschaft aber nicht mehr aushalten. Wir hätten uns daher schon längst andere Strategien überlegen müssen, genauso wie es die WHO fordert. Wenn es tatsächlich so kommt, müssen wir endlich COVID-19-Infizierte frühzeitig mit Medikamenten behandeln, je nach Alter, Symptomen, Schwere der Erkrankung und Risikofaktoren. Wir müssen endlich die Zahl der schwer Erkrankten mit allen Mitteln senken. Sonst erleben wir eine Katastrophe, mit ähnlichen Bildern in Mitteleuropa wie in Bergamo 2020.

Wenn ich mich aber irre und die Welle wider Erwarten nicht so schlimm wird, wenn die Zahl der schwer Erkrankten nicht steigt und die Pandemie abebbt, dann brauchen wir dringend Optimismus und einen schnellen Neuanfang. Das, was die skandinavischen Länder uns vormachen. Alle Beschränkungen und Corona-Maßnahmen weg und wieder ein freies Leben.[269, 270] Keine Panikmeldungen mehr, sondern „mit dem Virus leben". Norwegen kategorisiert mittlerweile COVID-19 nicht mehr als eine generell gefährliche Erkrankung, sondern als „eine von mehreren Atemwegserkrankungen mit saisonalen Schwankungen", wie zum Beispiel die Grippe.[271]

Dann müssten wir es so machen wie der kroatische Präsident Zoran Milanović, der kürzlich meinte: „Ich höre mir täglich die Nachrichten an, auf CNN und allen möglichen Kanälen, das Virus vollständig zu beseitigen, ist nicht möglich. Wir müssen mit diesem Risiko leben. Überall sterben Menschen aufgrund anderer ernsthafter Krankheiten und wir sprechen über nichts anderes als Covid."[272] Er hielt auch das Streben nach kollektiver Immunität durch Impfungen für sinnlos. „Kroatien ist im Gegensatz zum EU-Durchschnitt nicht ausreichend geimpft, wir sind nur bei 50 Prozent", erwiderte eine Journalistin. Milanović darauf flapsig: „Das ist mir egal, wir sind genug geimpft und das weiß jeder. Sollen sie uns doch einzäunen, das werden sie aber nicht tun."

Anhang 1

Covid-19 Pandemie Vergleich Schweden, Österreich März 2020 bis 24. September 2021 – waren Lockdowns gerechtfertigt?

War die Verhängung von Lockdowns zum Schutz der Bevölkerung vor COVID-19 gerechtfertigt oder nicht? Der Grundsatz der Verhältnismäßigkeit verlangt, dass jede Maßnahme, die in Grundrechte eingreift, einen legitimen öffentlichen Zweck verfolgt und überdies geeignet, erforderlich und "verhältnismäßig im engeren Sinn angemessen" ist. Eine Maßnahme, die diesen Anforderungen nicht entspricht, ist rechtswidrig. Isolation und Quarantäne, die Einschränkung der Freizügigkeit sind allesamt Maßnahmen, die gegen die grundlegenden Menschenrechte verstoßen. Ein Verstoß, der nur dann zulässig ist, wenn er auf Rechtsstaatlichkeit beruht und, wie oben schon erwähnt, den Grundsatz der Verhältnismäßigkeit einhält. Laut statistischen Daten aus Deutschland waren 89% der Coronatoten mit Datenstand 23.03.2021- Robert Koch Institut im Alter von 70+: 70 bis 79 Jahre 19,4%, 80 bis 89 Jahre 46,4 %, 90 Jahre und älter 22,9%. Damit offenbart sich, fast ausschließlich ältere und Personen in hohem Alter, Pensionisten also, waren davon bedroht, aufgrund einer Coronaerkrankung zu versterben. Maßnahmen zum Schutz unserer Senioren vor COVID-19 hätte einen maßvollen Umgang, mit Bezug auf die Einschränkung der Grundrechte der Bevölkerung bedeutet. Zur Umsetzung von Maßnahmen, zum Schutz der Altersgruppe der Senioren von 70 Jahren aufwärts, vor COVID-19, wäre die Verhängung von Lockdowns, die zu massiven wirtschaftlichen Schäden in unserem Land führten, jedoch nicht erforderlich gewesen.

Daten der Johns Hopkins Universität auf Our World in Data geben Aufschluss zur Entwicklung des COVID-19 Pandemie-Szenarios mit Bezug auf COVID-19 Todesfälle vom März 2020 bis zum 24. September 2021 in Schweden und Österreich Laut Daten der Johns Hopkins Universität wurden bis zum 24.09.2021 mit Bezug auf Schweden 14.821 COVID-19 Todesfälle und mit Bezug auf Österreich 10.953

COVID-19 Todesfälle registriert. Dieser Unterschied mit Bezug auf die COVID-19 Todesfälle in Schweden und Österreich erscheint auf den ersten Blick eklatant. Die nun folgende Aufstellung, in der die Zahlen zu den COVID-19 Todesfällen in Schweden und Österreich, unter der Berücksichtigung der unterschiedlichen Bevölkerungsanzahl in Schweden und Österreich, verglichen wurden und in die, die Information des RKI über 89% der COVID-19 Todesfälle in der Altersgruppe 70+ miteinbezogen wurde, gibt Aufschluss, wie viele COVID-19 Todesopfer mehr, ein Österreich ohne Lockdowns in der COVID-19 Pandemie, rein rechnerisch, zusätzlich in der Altersgruppe 0 bis 70 Jahre gefordert hätte.

Vergleich COVID-19 Todesfälle Schweden - Österreich gesamt bis 24.09.2021	
Schweden 10,38 Mio. Einwohner ohne Lockdowns	Österreich 8,9 Mio. Einwohner mit Lockdowns
8,9 Mio. von 10,38 Mio. sind 85,74%	
COVID-19 Todesfälle Schweden 14.821	COVID-19 Todesfälle Österreich 10.953
COVID-19 Todesfälle Schweden bereinigt auf die Anzahl der Bevölkerung in Österreich auf 85,74% = 12.707,53	
Berechnung Differenz COVID-19 Todesfälle in Schweden bereinigt auf Anzahl Bevölkerung in Österreich: 12.707,53 - 10.953 = 1.754,53	
Anteil Personen ab 70 Jahre aufwärts COVID-19 Todesfälle in Schweden bereinigt auf Anzahl Bevölkerung in Österreich 1.561,53 = 89%	
Anteil Personen 0 bis 69 Jahre COVID-19 Todesfälle in Schweden bereinigt auf Anzahl der Bevölkerung in Österreich 193 = 11%	

Wenn man den Sonderweg in Schweden ohne COVID-19 Lockdowns auf Österreich umlegt, hätte dies, laut dieser Berechnung zu 193 CO-VID-19 Todesfällen mehr, in der Altersgruppe 0 bis 69 Jahre, im Zeitraum März 2020 bis 24.09.2021 in Österreich geführt. In Schweden hatte Johan Giesecke, einer der renommiertesten schwedischen Epidemiologen eingeräumt, dass man Senioren in Altenheimen besser schützen hätte sollen. Dies hätte dann die Gesamtanzahl der COVID-19 Todesfälle in Schweden verringert und damit auch die Anzahl der COVID-19 Todesfälle in der Altersgruppe 0 bis 69 Jahre verringert. In Schweden leben 87,98% der Bevölkerung in der Stadt, in Österreich leben nur 58,75% der Bevölkerung in der Stadt. Das Risiko einer COVID-19 Infektion ist in Ballungszentren höher als in Regionen am Land. Laut Auskunft eines Grippeexperten ereignen sich in Österreich während einer Influenza Epidemie bis zu 6000 Todesfälle. Eine Grippesaison hat laut Robert Koch Institut die Dauer von ca. 8 Monaten. Die COVID-19 Pandemie umfasst in unserem Vergleich, den Zeitraum von März 2020 bis September 2021 also ca. 19 Monate. Man vergleiche ca. 19 Monate COVID-19 Pandemie = 10.953 COVID-19 Todesfälle in Österreich. 8 Monate Grippesaison in Österreich = bis zu 6000 Grippe-Todesfälle in Österreich.

War die Verhängung von Lockdowns in Österreich zum Schutz der Bevölkerung vor COVID-19 gerechtfertigt oder nicht? Bitte urteilen Sie selbst.

In Anhang 1 verwendete Quellen:
https://www.rechteasy.at/wiki/verhaeltnismaessigkeitsprinzip/
https://de.statista.com/infografik/23756/gesamtzahl-der-todesfaelle-im-zusammenhang-mit-dem-coronavirus-in-deutschland-nach-alter/

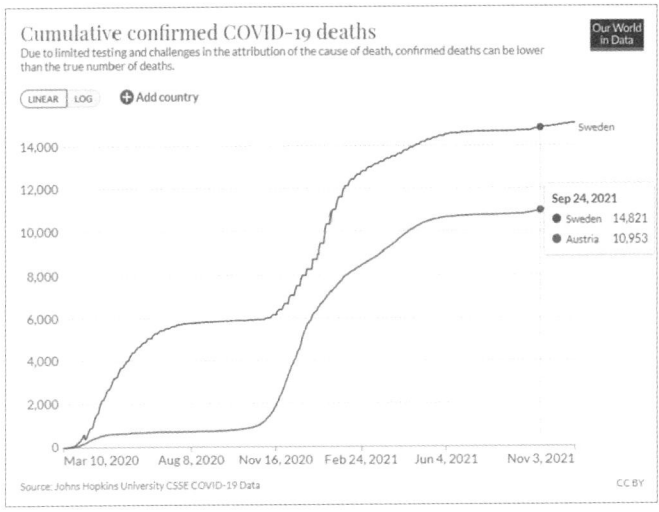

https://ourworldindata.org/coronavirus/country/sweden
https://www.addendum.org/coronavirus/interview-johan-giesecke/

Das tödliche Risiko ist offenbar noch viel größer als bisher angenommen: Laut einer Analyse sterben in Österreich bei einer Grippe-Epidemie bis zu 6.000 Menschen zusätzlich, vor allem Ältere sind betroffen."

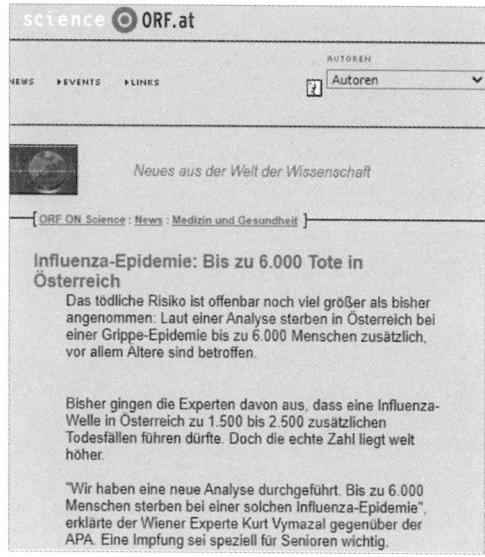

https://sciencev1.orf.at/science/news/96097

https://www.news.at/a/alarm-grippe-epidemie-bis-6-000-tote-oesterreich-25036

https://www.rki.de/SharedDocs/FAQ/Influenza/FAQ26.html

Einwohner und Urbanisierungsgrade Schweden, Österreich, Deutschland

Bevölkerung Schweden 2020: 10,38 Millionen Einwohner

https://de.statista.com/statistik/daten/studie/19316/umfrage/gesamtbevoelkerung-von-schweden/

Bevölkerung Österreich 2020: 8,9 Millionen Einwohner

https://de.statista.com/statistik/daten/studie/19292/umfrage/gesamtbevoelkerung-in-oesterreich/

Urbanisierungsgrade 2020

Schweden: 87,98 %, Österreich 58,75%

https://de.statista.com/statistik/daten/studie/249029/umfrage/urbanisierung-in-den-eu-laendern/

Anhang 2

Tipps für die eigene Recherche:

Kleine Auswahl von Quellen und Lesetipps für alle, die sich weiter informieren möchten. Es besteht kein Anspruch auf Vollständigkeit, sondern es soll nur Anregung zur eigenen Recherche gegeben werden.

Grundlegende Filme:

Profiteure der Angst - arte Doku 2009 - YouTube

Corona - auf der Suche nach der Wahrheit - ServusTV

Teil 2: Corona - auf der Suche nach der Wahrheit - ServusTV

EINE ANDERE FREIHEIT - Der Film - YouTube

Der unzensierte Dokumentarfilm über die Wahrheit über die Pandemie. (odysee.com),

Corona: Sicherheit kontra Freiheit - YouTube

Big Pharma - Die Allmacht der Konzerne | Doku HD Reupload | ARTE - YouTube

---

Grundlegende Infos für Ärzte und Patienten:

Corona-Impfung: Was Ärzte und Patienten unbedingt wissen sollten eBook : Bahner, Beate: Amazon.de: Kindle-Shop , (gratis Download)

Ciwi_Impfbroschuere_7auflage_ansicht-1.pdf (informierdich.info)

Die Great Barrington Erklärung - Great Barrington Declaration (gbdeclaration.org)

Microsoft Word - Corona Impfung_final.docx (initiative-corona.info)

Todesfälle, Ausbrüche und Nebenwirkungen in Zusammenhang mit Corona-Impfung - uMap (openstreetmap.de)

Fakten zu Covid-19 – Swiss Policy Research (swprs.org)

https://www.impfnebenwirkungen.net/report.pdf

Grundlegende Vorträge:

MARCEL BARZ - Pandemie in Rohdaten on Vimeo

3. Sommer weff in Davos, Sucharit Bhakdi, Karina Reiss (rumble.com)

Paul Schreyer: Pandemie-Planspiele – Vorbereitung einer neuen Ära? - YouTube

Ernst Wolff beim WEFF 2021 - YouTube

Prof. Bergholz, Manager Qualitätsmanagement & Risikoanalyse mit Klartext vor Gesundheitsausschuss - YouTube

Exklusiv. Dieses Dokument sollten Sie kennen. - YouTube, dazu: Netzwerkanalyse-Corona-Komplex.pdf (clubderklarenworte.de)

COVID-19 - Die Netzwerke, die die Pandemie erschaffen haben | Von Thomas Röper - apolut.net

Grundrechte vor Corona-Zertifikat schützen! | Christine Anderson - YouTube

Dr. Reiner Füllmich: Zwischenbilanz des Corona-Ausschusses | Politik-stube

---

Newsletter:

apolut.net | das denk ich auch

Homepage - Corona Transition (corona-transition.org)

Geld und mehr – Ein Blog von Norbert Häring (norberthaering.de)

Tichys Einblick

Info-Portale von verschiedenen Anbietern und Organisationen:

Informier Dich! – Wichtige Informationen zu den COVID-19 Impfungen

Evidenzbasierende Informationen zur aktuellen Pandemie (aerztefueraufklaerung.de)

Startseite - Aletheia (aletheia-scimed.ch)

Wenig beachtete Informationen › Corona Doks (corodok.de)

Home (sciencefiles.org)

https://www.coronatreff.at/

https://www.covid-kritik.org/

Lehrer für Aufklärung – „Corona" ist keine Pandemie sondern eine Massenpsychose. (lehrer-fuer-aufklaerung.de)

animap.info DE – Das diskriminierungsfreie Branchenportal.

https://www.corona-in-zahlen.de/weltweit/

Betreff (pei.de)

Polizisten für Aufklärung (echte-polizisten.de)

MUTIGMACHER e.V. | Du hast relevantes Insiderwissen?! Werde mutig!

airlinersforhumanity.com – Anonyme Anlaufstelle

https://americasfrontlinedoctors.org/

The testimonies project | Testimonies after COVID-19 vaccination (vax-testimonies.org)

Informationen | wirfuereuch.ch

NetzwerkKRiStA – Netzwerk kritsche Richter und Staatsanwälte

Verein SiPS - Verein SiPS (hot-sips.com)

#allesaufdentisch | Videos für alle Fakten

Home - Unternehmer mit Herz (unternehmer-mit-herz.com)

Connecting Life (connecting-life.org)

Samuel Eckert - Der Weg zur Liebe, Wahrheit & Freiheit - Samuel Eckert

GD-TV - YouTube

EMA-Datenbank – gemeldete Todesfälle und Nebenwirkungen nach einer Corona-Impfung (blautopf.net)

„Wie wandelt sich die Welt?" John Shipton | COMMENTARY #17 - YouTube

Kanäle:

Ärzte für Aufklärung offiziell

https://t.me/s/pflegeinder_c_krise?before=939

https://twitter.com/RWMaloneMD

Reiner Fuellmich DE/AT/CH – Telegram

Tor-Projekt | Herunterladen (torproject.org)

https://t.me/AnalyseSterbedatenDeutschland

Ken Jebsen - Aufklärung und Information – Telegram

t.me/RA_Ludwig

Zeitungen/Newsportale:

Homepage - Corona Transition (corona-transition.org)

Demokratischer Widerstand | DEMOKRATISCHER WIDERSTAND

Epoch Times - Online Nachrichten aktuell

Multipolar - Magazin

NachDenkSeiten – Die kritische Website - NachDenkSeiten – Die kritische Website

RT DE

Rubikon - Magazin für die kritische Masse

Startseite - reitschuster.de

Home - Wochenblick

ServusTV: Livestream, Mediathek, TV-Programm, Nachrichten

AUF1.TV - Alternatives, unabhängiges Fernsehen.

Punkt.PRERADOVIC - YouTube

Swiss Policy Research – Geopolitics and Media (swprs.org)

Tipps zu einzelnen Themen:

Folgen Lockdown:

Psychisch-emotionale Langzeitfolgen der Corona-Agenda: Frauen besonders betroffen - reitschuster.de

Je mehr Restriktionen, desto mehr Tote: Lockdown-Fanatismus tötet – ScienceFiles

Schaden durch Lockdown mindestens um das Fünffache höher als sein Nutzen – Studienüberblick

Mehr Selbstmorde wegen COVID-19-Maßnahmen! Die Zahl der Studien, die das belegen, wächst

Follow the Science! Die gesammelten Belege dafür, dass Lockdowns nicht funktionieren – ScienceFiles

Folgen des Lockdown: sinkende Lebenserwartung und Übersterblichkeit auf Jahrzente hinaus vor allem für Männer [neue Studie]

Fünfmal mehr Suizide als „an Corona" Verstorbene unter Kindern und Jugendlichen in Großbritannien (epochtimes.de)

Schwedens Weg & warum er tabuisiert wird: Keine Maskenpflicht, kaum Schließungen, keine Katastrophe - YouTube

„Mir ist sowas noch nie passiert" - IM GESPRÄCH [POLITIK SPEZIAL] - YouTube

Impfung/Gen-Präparat:

Das Impfparadoxon, Univ.-Prof. DDr. M. Sc. Christian Schubert - YouTube

Heidelberger Chef-Pathologe fordert mehr Obduktionen von Geimpften (aerztezeitung.de)

Mehr als doppelt so viele Todesfälle nach mRNA-Injektionen wie in den (...) - Corona Transition (corona-transition.org)

Das Sterben der Geimpften - multipolar (multipolar-magazin.de)

Kein Stich für mich – und hier sind 35 Gründe warum – Corona Transition (corona-transition.org)

Gen-Präparate mit gefährlichen Inhaltsstoffen verunreinigt - Corona Transition (corona-transition.org)

Dr Peter McCullough – "The failed mass COVID-19 vaccination programme will go down as one of the most deadly in history" – Daily Expose

Israel: Ohne Auffrischungs-«Impfung» kein Zugang zum öffentlichen (...) - Corona Transition (corona-transition.org)

Demokratischer Widerstand | WIE VIELE IMPFTOTE WOLLT IHR NOCH?

https://pathologie-konferenz.de/

Pathologen warnen vor tödlichen Folgen der Impfung - reitschuster.de

https://tkp.at/2021/09/21/war-das-der-erste-fallende-dominostein/

Dr. Carrie Madej: First U.S. Lab Examines „Vaccine" Vials, HORRIFIC Findings Revealed (rumble.com)

Zweifel an Wirksamkeit? Harvard-Forscher fordern Strategiewechsel bei COVID-Impfungen — RT DE

Hier findest du alle Beiträge zum Thema Impfung - corona-blog.net

EU-Abgeordnete zu Corona-Impfung: „Ich werde mich nicht zum Versuchskaninchen degradieren lassen" – RT DE

Japan lässt die Einführung von Impfstoffen fallen, stellt auf Ivermectin um und beendet COVID fast über Nacht – uncut-news.ch (uncutnews.ch)

https://rumble.com/vop2z7-commercial-airline-pilot-develops-brain-swelling-and-can-longer-fly-followi.html?s=09

Kinderimpfung:

Besser ohne Impfung: Warum eine Impfung für Kinder vollkommen unnötig ist – Studie aus Deutschland – ScienceFiles

Virologe Hendrik Streeck: „Wir werden durch die Impfung von Kindern keine Herdenimmunität erreichen" - YouTube

Die Kinderimpfung und die Propaganda! (Arvay, Schubert, Sönnichsen, Braun) - YouTube

Why are we vaccinating children against COVID-19? - ScienceDirect

---

Lager:

Corona-Quarantäne: Strobl will Verweigerer in Klinik einweisen - SWR Aktuell

Kanadische Regierung baut weiter fleissig Quarantänelager - Corona Transition (corona-transition.org)

Lehrer:

Impfungen in Südtirol: Lehrer kündigen oder erscheinen nicht zum Dienst (report24.news)

„Ich bin Impfopfer" - Lehrerin erleidet schwere Nebenwirkungen und bricht an Schule zusammen - YouTube

---

Medienkritik:

Journalismus mit oder an Corona gestorben? - Prof. Michael Meyen (2021) - YouTube,

Wie Facebook im Auftrag der Bundesregierung die Demokratie bekämpft – eine Insiderin packt aus – Jürgen Fritz Blog (juergenfritz.com)

„Faktenchecker" – aus Freude am Diffamieren? - reitschuster.de

Panikmache bei Corona? Skepsis gegenüber Medien steigt | DiePresse. com

«Wer positiv Getestete „infiziert" nennt, gehört beurlaubt» - infosperber

Corona Statistik-Tricks & die irrationale Angst der Deutschen - Prof. Krämer (2021) - YouTube

Politik/Behörden:

Flg.150 – Pandemie nach Gleichschritt-Plan - YouTube

Angela Merkel erklärt der AfD: PCR und CT-Wert (23.06.2021) - YouTube

Ifo-Chef klagt an: Bundesregierung war an seriösen Corona-Zahlen nie interessiert – Aktuelle Nachrichten (aktuelle-nachrichten.app)

Genaue Zahl der Geimpften? Regierung kann keine Angaben machen – findet die aber auch nicht wichtig. - YouTube

Corona: Unsinnige Regeln müssen nicht befolgt werden | Viertel Nach Acht - YouTube

Droht die digitale Diktatur? Ende des Kapitalismus (Norbert Häring) - YouTube

---

Videos von Mag. Gerald Hauser:

Gerald Hauser - Impfnebenwirkungen, Impfdurchbrüche - 22.9.2021 - YouTube

Gerald Hauser zeigt Brisantes über die Impfstoffzulassung auf! - YouTube

Gerald Hauser - Mehr Kinder an Grippe als an Corona verstorben - 14.10.2021 - YouTube

Viele weitere Videos von Gerald Hauser zum Thema „Corona" können auf YouTube abgerufen werden.

Profiteure:

Bild deckt auf: Die Corona-Lüge - Viele haben der Regierung vertraut! - YouTube

Maskendeals und Nebeneinkünfte: Was bleibt vom Transparenzversprechen?, MONITOR vom 27.05.2021 - Sendungen - Monitor - Das Erste (wdr.de)

848 Millionen Euro Bußgelder: Kartellamt rechnet wegen Corona mit vielen Übernahmen | Kölner Stadt-Anzeiger (ksta.de)

Wie war das noch... mit der Kooperation von Biontech und Bill Gates? › Corona Doks (corodok.de)

Protestbewegung:

Studie bestätigt: Corona-Protestteilnehmer sind nicht DUMM! - YouTube

Überlebende des Zweiten Weltkriegs werfen der EMA einen «zweiten Holocaust» (...) - Corona Transition (corona-transition.org)

Bern Stream 2 - YouTube

God Help Us - Montréal 30 OCT 2021 - Manifestation / Protest - YouTube

---

Psychologie:

AUF1.TV - Psychologin Pracher-Hilander: „Wir brauchen die Masse nicht!"

Warum lassen sich Menschen WIRKLICH impfen? (Hans-Joachim Maaz) - YouTube,

Was uns krank macht - was uns heilt. Interview mit Prof. Dr. Dr. Christian Schubert - YouTube

WHY DO SO MANY STILL BUY INTO THE NARRATIVE? - YouTube

AUF1.TV - Kommunikationsexperte Dr. Roman Braun: So werden wir betrogen und gelenkt

---

WHO:

Ab jetzt jedes Jahr Grippe-Pandemie? Wie die WHO bereits 2009 die Pandemie-Kriterien änderte (naturheilt.com)

Gates- und Rockefeller-Stiftungen finanzieren WHO-Richtlinien für den digitalen Impfpass – Geld und mehr (norberthaering.de)

DIE GESPONSERTE PANDEMIE - DIE WHO UND DIE SCHWEINEGRIPPE (arznei-telegramm.de)

#kurzerklärt: Woher bekommt die WHO ihr Geld? - YouTube

Die WHO - Im Griff der Lobbyisten - Doku HD - YouTube

Wissenschaftler:

57 Top-Wissenschaftler fordern den sofortigen Stopp von Massenimpfungen - Corona Transition (corona-transition.org)

Das ist politische Propaganda! - Michael Esfeld über den Missbrauch der Wissenschaft - YouTube

Über 160 Experten prangern Covid-Impfstoffe in einem eindringlichen Brief (...) - Corona Transition (corona-transition.org)

Studien | SiberBlog (david-claudio-siber.de)

Was ist auf den Intensivstationen los? (Marcus Franz & Raphael Bonelli) - YouTube

---

Zensur:

Gab-CEO: Deutsche Regierung ist ein „globalistisches Regime", das Kritiker zensieren will — RT DE

Corona-Zensur? Anwalt Joachim Steinhöfel rechnet ab - YouTube

Die EU hat mit Google und Facebook ein umfassendes Zensurregime errichtet – Geld und mehr (norberthaering.de)

Endnoten

1   *Maßnahmen gegen Corona: Was genau ist ein Lockdown? | tages-schau.de*

2   *Stanford Studie mit Top Medizin-Wissenschaftler Ioannidis zeigt keinen Nutzen von Lockdowns - (tkp.at)*

3   *„Österreichischer Wieler": „Ohne PCR-Tests wäre Pandemie nie-mandem aufgefallen!" - reitschuster.de*

4   *Biomedizinische Analytikerin kritisiert die gegenwärtige Teststra-tegie (...) - Corona Transition (corona-transition.org)*

5   *„Damit abgefunden" - Drosten rechnet trotz Impfung mit Corona-Infektion | krone.at, 15.09.21*

6   *https://fassadenkratzer.wordpress.com/2021/07/19/wie-die-who-die-pandemie-definition-manipulierte-und-als-autoritative-welt-regierung-agiert/*

7   *Wie die WHO die Pandemie-Definition manipulierte – und als autoritative Welt-Regierung agiert – FASSADENKRATZER (wordpress.com)*

8   *Coronavirus: WHO spricht von Pandemie | MDR.DE*

9   *Wie die WHO die Pandemie-Definition manipulierte – und als autoritative Welt-Regierung agiert – FASSADENKRATZER (wordpress.com)*

10 *Luc Montagnier: «Der Mensch arbeitet an seinem eigenen Unter-gang» - Corona Transition (corona-transition.org)*

11 *Covid-19: Wird die WHO wirklich von den USA finanziert? Die größten Geldgeber | STERN.de*

12 *▷ WHO Finanzierung 2020: Bill Gates, Pharma, USA, Länder (Liste in Prozent und Anteil) | INFO CH (conviva-plus.ch)*

13 *Bill & Melinda Gates Stiftung sagt der Impfallianz Gavi 1,6 Milliarden US-Dollar zu, um lebenswichtige Impfungen für die Generation der Zukunft zu sichern (prnewswire.com)*

14 *Europäische Arzneimittel-Agentur (EMA) | Europäische Union (europa.eu)*

15 *(9) Gerald Hauser zeigt Brisantes über die Impfstoffzulassung auf! - YouTube*

16 *Stenographisches Protokoll, 91. Sitzung, XXVII. GP des NR (par-lament.gv.at)*

17 *EU-Chefin von der Leyen erhält 32.500 Euro pro Monat, Ehemann ist seit 2020 Direktor von Biotech-Unternehmen (deutsche-wirtschafts-nachrichten.de)*

18 *Wie Menschen mit Angst manipuliert werden (Gerald Hüther) - YouTube*

19 *Für Ihre Gesundheit! – Bundesministerium zur Bewahrung des Narrativs [satire!] - YouTube*

20 *Corona: Neue WHO-Studie überrascht selbst die Experten - So tödlich ist das Virus wirklich | Welt (merkur.de)*

21 *https://www.kleinezeitung.at/politik/innenpolitik/5793215/Bundeskanzler-Sebastian-Kurz_Bald-wird-jeder-von-uns-jemanden*

22 *Masken-Affäre: Immer mehr Profiteure | tagesschau.de*

23 *Coronavirus: Das Geschäft mit den Impfungen - news.ORF.at*

24 *Die Pandemieprofiteure - GERMAN-FOREIGN-POLICY.com*

25 *https://www.focus.de/finanzen/boerse/pandemie-beschleunigt-wandel-gewinner-der-corona-krise-bezos-zuckerberg-und-musk-haeufen-115-milliarden-dollar-an_id_12261689.html*

26 *https://www.tagesschau.de/wirtschaft/boerse/boerse-tech-konzerne-101.html*

27 *Von Corona-Krise profitiert? So viel reicher wurden die Reichen in 2020 | 21.11.20 | finanzen.at*

28 *https://www.manager-magazin.de/digitales/it/wie-apple-google-und-co-den-gesundheitsmarkt-erobern-wollen-a-1224749.html*

29 *Corona-Bußgelder lassen in NRW die Kassen klingeln - Nachrichten - WDR*

30 *Intensivbetten-Lüge: „Milliarden Euro versickerten im Sumpf" - Politik Inland - Bild.de*

31 *Kliniksterben in der Pandemie - Plusminus - ARD | Das Erste*

32 *1439/A(E) (XXVII. GP) - Ausbau der intensivmedizinischen Versorgung statt Regierungs-PR in Corona-Zeiten in der Höhe von 210 Millionen Euro (parlament.gv.at)*

33 *Maskenpflicht und Abstand halten bei G7? (epochtimes.de)*

34 *Corona: Jens Spahn nach Spendendinner harscher Kritik ausgesetzt - DER SPIEGEL*

35 *Bayern: Minister Sibler verstößt gegen Corona-Regeln - Bayern - SZ.de (sueddeutsche.de)*

36 *Sebastian Kurz auf ÖVP-Parteitag mit 99,44 Prozent als Obmann wiedergewählt - Inland - derStandard.at › Inland*

37 *Impfskeptiker schwer erreichbar - wien.ORF.at*

38 Polizeigewalt überschattet friedliche Demonstration - Berlin 28.08.2021 - YouTube

39 11.9.2021: DEMO-SPAZIERGANG IN WIEN - Zigtausende Menschen spazieren - YouTube

40 Angela Merkel erklärt der AfD: PCR und CT-Wert (23.06.2021) – YouTube

41 Rechtsanwälte für Grundrechte - Anwälte für Aufklärung in Österreich (afa-zone.at)

42 Startseite | Anwälte für Aufklärung (afaev.de)

43 Verfassungsrechtler Papier: „Vorsorgliche Verbote sind nicht mehr zulässig" (berliner-zeitung.de)

44 Corona-Entscheidungen - Verfassungsrechtler attackiert Deutschlands oberstes Gericht - Politik Inland - Bild.de

45 https://spravy.pravda.sk/regiony/clanok/598696-pravnici-poslali-do-haagu-staznost-na-pouzivanie-vakcin/

46 https://www.wochenblick.at/doctors-for-covid-ethics-mutige-engagierte-aerzte-und-wissenschaftler-schliessen-sich-zusammen/

47 Abg. Mag. Gerald Hauser (FPÖ), 105. Sitzung, XXVII. GP des NR, 11:42 (parlament.gv.at)

48 Kanadische Regierung baut weiter fleissig Quarantänelager - Corona Transition (corona-transition.org)

49 AUF1.TV - Australien: Corona-Regime interniert Menschen in Lagern

50 Bundesländer planen Zwangseinweisung für Quarantäne-Verweigerer (aerztezeitung.de)

51 Corona-Quarantäne: Strobl will Verweigerer in Klinik einweisen - SWR Aktuell

52 (11) Gerald Hauser - Impfnebenwirkungen, Impfdurchbrüche - 22.9.2021 - YouTube

53 Abg. Mag. Gerald Hauser (FPÖ), 121. Sitzung, XXVII. GP des NR, 17:34 (parlament.gv.at)

54 https://www.impfzwang.at/jetzt-dagegen-unterschreiben/, 22.08.21

55 Abg. Dr. Dagmar Belakowitsch (FPÖ), 121. Sitzung, XXVII. GP des NR, 17:47 (parlament.gv.at)

56 1742/A(E) (XXVII. GP) - Diskriminierungsverbot gegen das Zwangsregime „Grüner Pass" (parlament.gv.at)

57 626/UEA (XXVII. GP) - Ende aller Covid-Maßnahmen und Corona-Freiheitstag am 26.Oktober 2021 | Parlament Österreich

58   *The Great Reset | World Economic Forum (weforum.org)*

59   *102 d.B. (XXVII. GP) - COVID-19 Gesetz | Parlament Österreich*

60   *„Das Virus und die wunderschöne Verfassung", Krone, 19.04.2020, Seite 34 - 35*

61   *Parlamentarische Materialien – Rede im Parlament am 15.03.2020, 10:48 (16/NRSITZ (XXVII. GP) - Sitzung des Nationalrates am 15. März 2020 (parlament.gv.at))*

62   *https://www.pfr.at/de/news-medien/rechtsfragen-zum-coronavirus/covid-19-ma%C3%9Fnahmengesetz-zusammenfassung*

63   *https://www.ots.at/presseaussendung/OTS_20200315_OTS0047/spoe-fpoe-und-neos-regierung-zieht-selbstaendigen-und-kleinenbetrieben-das-sicherheitsnetz-weg*

64   *AA-15 (XXVII. GP) - COVID-19 Gesetz (parlament.gv.at) Untitled (parlament.gv.at)*

65   *484/UEA (XXVII. GP) - sofortige Auflösung der COVID-19 Finanzierungsagentur des Bundes GmbH (COFAG) und Übertragung der Kompetenzen an das Bundesministerium für Finanzen (parlament.gv.at)*

66   *https://www.tai.at/hotellerie/tourismuspolitik/ewige-epig-epik-halbe-million-antraege-56-davon-noch-immer-nicht-erledigt.*

67   *Interne Materialien der Prodinger Tourismusberatung Gruppe*

68   *https://www.tai.at/hotellerie/tourismuspolitik/verzweifelte-privatvermieter-39000-antraege-geld-nur-troepfelnd-weiterhin-tohuwabohu*

69   *RIS - Medizinproduktegesetz - Bundesrecht konsolidiert, Fassung vom 07.10.2021 (bka.gv.at)*

70   *Bedenkliche Stoffe in Gesichtsmasken - Detail - Produktetests - Tests - ktipp.ch*

71   *Bedenkliche Stoffe in Gesichtsmasken - Detail - Produktetests - Tests - ktipp.ch*

72   *Skandal um Masken: Hygiene Austria: Massive Vorwürfe von Informanten « kleinezeitung.at*

73   *https://www.kleinezeitung.at/wirtschaft/5945795/Thema-im-Parlament_Hygiene-Austria_Supermarktketten-brachten*

74   *https://www.oe24.at/oesterreich/politik/naechster-wirbel-nach-razzia-hygiene-austria-lieferte-auch-masken-ans-parlament/467503194*

75   *Erneut großflächige Razzien bei Maskenhersteller Hygiene Austria - Lobbying & Korruption – derStandard.at – Inland*

76 https://www.oe24.at/oesterreich/politik/naechster-wirbel-nach-razzia-hygiene-austria-lieferte-auch-masken-ans-parlament/467503194

77 5760/AB (XXVII. GP) - Tragen von Masken im Unterricht | Parlament Österreich

78 Skandal: oe24-Reporter bei Medientermin verhaftet

79 3897/J-BR/2021 - Festnahme eines Journalisten (parlament.gv.at)

80 3611/AB-BR/2021 - Festnahme eines Journalisten (parlament.gv.at)

81 Ken Jebsen: YouTube sperrt seinen Kanal endgültig - DER SPIEGEL

82 Medienanstalt Berlin-Brandenburg (mabb) will KenFM abschalten - Corona Transition (corona-transition.org)

83 Corona-kritischer NZZ-Kolumnist freigestellt - Corona Transition (corona-transition.org)

84 Vgl. Zensur | bpb

85 Youtube zensiert Video wegen 6000 Kommentaren zu Imp*schäden! - YouTube

86 Wie Facebook im Auftrag der Bundesregierung die Demokratie bekämpft – eine Insiderin packt aus – Jürgen Fritz Blog (juergenfritz.com)

87 Verhandlungsgegenstände je Person | Parlament Österreich, Abfrage: Michael Schnedlitz

88 Wie viele Pressekonferenzen die Regierung in Österreich zu Corona gibt (neuezeit.at)

89 Wie viele Pressekonferenzen die Regierung in Österreich zu Corona gibt (neuezeit.at)

90 Regierung schaltete 2020 Inserate um 47 Millionen Euro - Medientransparenz: Regierungswerbung - derStandard.at › Etat

91 Regierung schaltete 2020 Inserate um 47 Millionen Euro - Medientransparenz: Regierungswerbung - derStandard.at › Etat

92 Regierung gibt viel mehr für Werbung aus (faz.net)

93 https://www.rki.de/DE/Content/InfAZ/N/Neuartiges_Coronavirus/Steckbrief.html?nn=13490888#doc13776792bodyText1

94 https://de.statista.com/statistik/daten/studie/1101385/umfrage/sterblichkeitsrate-ausgewaehlter-virusausbrueche-weltweit/

95 https://www.rki.de/DE/Content/InfAZ/N/Neuartiges_Coronavirus/Virologische_Basisdaten.html

96 https://www.who.int/emergencies/disease-outbreak-news/
item/2020-DON229

97 https://apps.who.int/iris/bitstream/handle/10665/332197/WHO-
2019-nCoV-FAQ-Virus_origin-2020.1-eng.pdf

98 https://www.fr.de/panorama/china-frankreich-coronavirus-ge-
scheiterte-kooperation-einem-labor- wuhan-zr-13749578.html

99 https://www.ksta.de/politik/rnd/streit-um-den-ursprung-
des-virus-kommt-corona-aus-einem-labor-in-china-
-36575360?cb=1631718678964.

100 https://thebulletin.org/2020/06/did-the-sars-cov-2-virus-arise-
from-a-bat-coronavirus-research-program-in-a-chinese-labora-
tory-very-possibly/

101 https://theprint.in/science/before-wuhan-row-how-us-china-
created-sars-like-virus-in-2015-to-show-its-pandemic-potenti-
al/668891/

102 https://kurier.at/chronik/oberoesterreich/veranstaltungen-absa-
gen-reisen-verbieten/400774568

103 https://kurier.at/wissen/gesundheit/corona-who-will-von-china-
daten-zu-ersten-infektionen/401471434

104 https://www.centerforhealthsecurity.org/event201/scenario.html

105 https://www.kleinezeitung.at/politik/aussenpolitik/5791821/In-
tensivpflegerin_Die-deutschen-Krankenhaeuser-wurden-kaputt-
gespart

106 https://www.derstandard.at/story/2000116189151/das-mantra-
vom-sparen-im-gesundheitssystem-muss-grundsaetzlich-ueber-
dacht-werden

107 https://www.profil.at/oesterreich/pflegenotstand-protokolle-
branche-11352563

108 https://www.thieme.de/de/pflege/pandemie-trifft-pflegenot-
stand-157236.htm

109 https://www.ots.at/presseaussendung/OTS_20210902_OTS0080/
gefaehrlicher-mix-aerztemangel-und-zunehmende-arbeitsunzuf-
riedenheit-bei-spitalsaerzten

110 https://www.br.de/nachrichten/bayern/aerztemangel-im-land-
kreis-dillingen-nachfolger-dringend-gesucht,SeFLmZU

111 https://covid19-dashboard.ages.at/dashboard_Hosp.html

112 https://www.lmu-klinikum.de/aktuelles/pressemitteilungen/zwei-
monate-intensivmedizinische-versorgung-von-covid-19-patien-
ten-am-lmu-klinikum-munchen/6d110376bd43f995

113 https://www.zurueck-ins-leben.de/intensivmedizin/zahlen-daten-und-fakten.html

114 https://www.kleinezeitung.at/international/corona/5781351/Deutschland-blockiert_Lkw-mit-Schutzmasken-steckt-an-der-Grenze-fest

115 http://de.china-embassy.org/det/gdxw/P020200408577723567059.pdf

116 https://www.praxisvita.de/hendrick-streeck-virologe-beklagt-diese-3-fatalen-fehler-19417.html

117 https://www.zeit.de/arbeit/2020-03/krankenschwester-coronavirus-arbeitsbedingungen-infektion-schutz

118 https://www.dw.com/de/engp%C3%A4sse-bei-medikamenten-was-die-wirklichen-gr%C3%BCnde-sind/a-55617307

119 https://www.heute.at/s/sebastian-kurz-in-zib-2-100-000-tote-wenn--54901251

120 https://www.zdf.de/nachrichten/politik/coronavirus-lauterbach-lockdown-100.html

121 https://journals.plos.org/plosmedicine/article?id=10.1371/journal.pmed.0020124

122 https://www.who.int/bulletin/online_first/BLT.20.265892.pdf

123 https://www.rki.de/DE/Content/InfAZ/N/Neuartiges_Coronavirus/Risikogruppen.html

124 https://www.pnas.org/content/pnas/118/9/e2019716118.full.pdf

125 https://royalsocietypublishing.org/doi/10.1098/rsos.200909

126 https://covid19.who.int/region/euro/country/de

127 https://covid19.who.int/region/euro/country/at

128 https://www.rki.de/SharedDocs/FAQ/Influenza/FAQ_Liste.html

129 https://www.bz-berlin.de/berlin/kolumne/die-intensivstationen-waren-auch-vor-corona-schon-am-

130 https://wwwnc.cdc.gov/eid/article/12/1/05-0979_article

131 https://exxpress.at/mediziner-loest-debatte-aus-80-der-corona-toten-starben-nicht-am-virus/

132 https://de.statista.com/infografik/23756/gesamtzahl-der-todesfaelle-im-zusammenhang-mit-dem-coronavirus-in-deutschland-nach-alter/

133 https://www.rki.de/DE/Content/InfAZ/N/Neuartiges_Coronavirus/Vorl_Testung_nCoV.html

134 https://www.deutsche-apotheker-zeitung.de/news/artikel/2020/10/22/ct-wert-als-mass-fuer-die-infektiositaet

135 file:///C:/Users/hannes/AppData/Local/Temp/Empfehlung_fuer_die_Gesundheitsbehoerden_zur_Entlassung_von_COVID-19-Faellen_aus_der_Absonderung-1.pdf

136 https://www.who.int/news/item/20-01-2021-who-information-notice-for-ivd-users-2020-05

137 https://www.aerzteblatt.de/archiv/214370/PCR-Tests-auf-SARS-CoV-2-Ergebnisse-richtig-interpretieren

138 file:///C:/Users/hannes/AppData/Local/Temp/XXVII_AB_6561_1_Imagescannung-1.pdf

139 https://www.derstandard.at/story/2000126616685/luecken-im-system-corona-tests-als-geschaeftsmodelle

140 https://www.derstandard.at/story/2000126697070/tiroler-causa-hg-pharma-staatsanwaltschaft-prueft-anfangsverdacht

141 file:///C:/Users/hannes/AppData/Local/Temp/Aktualisierte_Information_ueber_die_Berufsrechte_der_Gesundheitsberufe_im_Zusammenhang_mit_COVID-19-Testungen.pdf

142 https://www.aerzteblatt.de/archiv/216516/Antigentests-auf-SARS-CoV-2-Der-Preis-der-Schnelligkeit

143 https://www.t-online.de/gesundheit/krankheiten-symptome/id_88584896/risiko-falsch-positiver-corona-tests-wie-zuverlaessig-sind-die-schnelltests-.html

144 https://www.apotheken-umschau.de/krankheiten-symptome/infektionskrankheiten/coronavirus/corona-nachweis-die-testverfahren-im-ueberblick-724147.html

145 https://www.derstandard.at/story/2000126616685/luecken-im-system-corona-tests-als-geschaeftsmodelle

146 https://www.swr.de/report/mangelnde-kontrolle-und-ausufernde-preise-goldgrube-corona-testzentrum/-/id=233454/did=25409068/nid=233454/8oe7g2/index.html

147 https://www.apotheken-umschau.de/krankheiten-symptome/infektionskrankheiten/coronavirus/corona-nachweis-die-testverfahren-im-ueberblick-724147.html

148 https://www.synlab.at/fileadmin/downloads/news/synlab_20210201_Individuelle_Immunantwort_koerpereigener_T-Zellen_gegen_SARS-CoV-2.pdf

149 https://www.aerzteblatt.de/archiv/214370/PCR-Tests-auf-SARS-CoV-2-Ergebnisse-richtig-interpretieren

150 https://www.who.int/news/item/20-01-2021-who-information-notice-for-ivd-users-2020-05

151 https://www.aerzteblatt.de/archiv/216905/Coronapandemie-PCR-Test-Infektion-Erkrankung

152 https://www.sciencedirect.com/science/article/pii/S0966842X21002080

153 https://apps.who.int/iris/bitstream/handle/10665/337199/WHO-2019-nCov-IPC_Masks-2020.5-eng.pdf?sequence=1&isAllowed=y

154 https://www.mdpi.com/1660-4601/18/8/4344

155 https://onlinelibrary.wiley.com/doi/epdf/10.1111/eci.13484

156 https://www.focus.de/politik/deutschland/studie-der-universitaet-muenchen-wissenschaftler-erklaeren-effekt-von-lockdown-und-notbremse-wird-offenbar-deutlich-ueberschaetzt_id_13348160.html

157 https://www.telegraph.co.uk/news/2021/09/24/analysis-thousands-usual-dying-not-covid/

158 https://www.aerzteblatt.de/nachrichten/112488/Tausende-Krebstote-mehr-wegen-Lockdowns-erwartet

159 https://www.swr.de/swraktuell/rheinland-pfalz/herzerkrankungen-verschleppt-corona-100.html

160 https://www.wienerzeitung.at/nachrichten/wissen/mensch/2118651-Bis-zu-elf-Prozent-mehr-Krebstote.html

161 https://www.pharma-fakten.de/news/details/1005-krebs-in-der-pandemie-mehr-tote-durch-therapieaufschub/

162 https://www.focus.de/gesundheit/news/mehr-herztote-weniger-krebs-ops-daten-zeigen-verheerende-corona-kollateralschaeden_id_12914874.html

163 https://www.sciencedirect.com/science/article/pii/S266677622030020X

164 https://www.kleinezeitung.at/international/corona/5928381/Kein-Platz-mehr_KinderPsychiatrie-in-Wien-schlaegt-Alarm

165 https://kurier.at/wissen/gesundheit/gut-jeder-sechste-jugendliche-hat-in-der-pandemie-selbstmord-gedanken/401204896

166 ttps://www.wochenblick.at/mut-pfarrer-verraet-waehrend-lockdowns-so-viele-suizide-wie-noch-nie-bestattet/

167 https://www.deutschlandfunk.de/wirksamkeit-von-corona-massnahmen-medizinstatistiker.694.de.html?dram:article_id=497281

168 https://fopi.at/impfungen-gegen-covid-19-arten-von-impfstoffen/

169 https://www.gelbe-liste.de/nachrichten/unterschiede-corona-impfstoffe

170 http://dusseldorf.china-consulate.org/det/zgyw/t1908575.htm

171   https://www.morgenpost.de/vermischtes/article231885309/Corona-Impfstoff-China-Sinopharm-wirksam.html

172   https://www.br.de/nachrichten/wissen/impfung-corona-sollte-man-auf-die-totimpfstoffe-warten,SgS4EB1

173   https://orf.at/stories/3220736/

174   https://www.thelancet.com/journals/lanmic/article/PIIS2666-5247(21)00069-0/fulltext

175   https://covid19.who.int/region/euro/country/de, 30.09.21

176   https://reliefweb.int/report/world/who-director-generals-opening-remarks-media-briefing-covid-19-1-march-2021

177   https://apnews.com/article/china-gao-fu-vaccines-offer-low-protection-coronavirus-675bcb6b5710c7329823148ffbff6ef9

178   https://www.iltempo.it/roma-capitale/2021/09/05/news/ospedale-santeugenio-roma-chiusura-covid-focolaio-medici-operatori-sanitari-quali-reparti-28557282/

179   https://www.breakinglatest.news/health/covid-outbreak-at-santeugenio-in-rome-infected-nurses/

180   https://www.krone.at/2509764

181   https://www.cdc.gov/mmwr/volumes/70/wr/mm7031e2.htm

182   https://www.science.org/content/article/grim-warning-israel-vaccination-blunts-does-not-defeat-delt

183   https://mfa.gov.il/MFA/PressRoom/2021/Pages/PM-Bennett-s-remarks-at-the-start-of-the-weekly-Cabinet-meeting-22-August-2021.aspx

184   https://www.zdf.de/nachrichten/panorama/lanz-kekule-corona-100.html

185   https://www.focus.de/gesundheit/news/rki-daten-zeigen-impf-durchbrueche-nehmen-zu-wie-gefaehrlich-ist-covid-fuer-geimpfte-wirklich_id_24349247.html

186   https://www.tirol.gv.at/meldungen/meldung/lh-platter-schwaz-ist-die-erste-europaeische-region-die-durchgeimpft-ist/

187   https://www.focus.de/gesundheit/news/anteil-stark-gestiegen-israel-effekt-jetzt-auch-bei-uns-warum-immer-mehr-geimpfte-auf-intensiv-liegen_id_24326307.html

188   https://www.icelandreview.com/society/covid-19-in-iceland-vaccination-has-not-led-to-herd-immunity-says-chief-epidemiologist/

189   https://www.abc.net.au/news/2021-09-13/singapore-has-80-percent-vaccination-but-life-is-not-normal/100450154

190   https://www.foxnews.com/politics/colin-powell-dead-covid-19-former-secretary-of-state

191   https://www.foxnews.com/opinion/tucker-carlson-america-once-again-segregated

192   https://video.foxnews.com/v/6277737421001#sp=show-clips

193   https://www.dailymail.co.uk/news/article-9978071/Covid-vaccines-wont-end-pandemic-officials-gradually-adapt-strategy.html

194   ttps://www.scmp.com/news/world/africa/article/3136136/woman-hiv-had-covid-19-seven-months-virus-mutated-32-times-inside

195   https://www.fuldaerzeitung.de/panorama/corona-hendrik-streeck-mutationen-virologe-maischberger-ard-virus-karl-lauterbach-spd-heinsberg-90188409.html

196   https://kurier.at/wissen/gesundheit/corona-variante-mu-auf-beunruhigendem-vormarsch/401723913

197   https://www.facebook.com/fpoe/videos/167861858826701/

198   https://www.capital.de/wirtschaft-politik/boris-palmer-die-deutsche-buerokratie-passt-nicht-gut-zu-einer-pandemie

199   https://www.adrreports.eu/de/

200   https://www.krone.at/2400796

201   https://blautopf.net/index.php/politik/politik-corona/item/198-ema-datenbank-gemeldete-todesfaelle-und-nebenwirkungen-nach-impfung

202   https://www.heute.at/s/tote-impfschaeden-die-geheime-astra-zeneca-akte-100165802

203   https://www.vaxtestimonies.org/en/

204   https://vaers.hhs.gov

205   https://www.youtube.com/watch?v=ccuF1p6yG9g

206   https://www.tagesanzeiger.ch/weitere-verunreinigte-impfdosen-von-moderna-in-japan-entdeckt-611568092214

207   https://www.pharmazeutische-zeitung.de/verunreinigung-in-moderna-impfstoff-waren-stahlpartikel-127850/

208   https://www.bdi.de/politik-und-presse/nachrichten/ansicht/article/rofecoxib-vom-markt-genommen/

209   https://www.medrxiv.org/content/10.1101/2021.08.24.21262415v1

210   https://dryburgh.com/wp-content/uploads/2021/03/Geert_Van-den_Bossche_Open_Letter_WHO_March_6_2021.pdf

211   https://pubmed.ncbi.nlm.nih.gov/12725690/

212   https://www.nature.com/articles/s41564-020-00789-5

213   https://www.ncbi.nlm.nih.gov/pmc/articles/PMC7901381/

214   https://www.science.org/news/2020/12/coronavirus-may-someti-mes-slip-its-genetic-material-human-chromosomes-what-does-mean

215   https://www.pnas.org/content/118/21/e2105968118

216   https://www.ncbi.nlm.nih.gov/pmc/articles/PMC2937808/

217   https://www.aektirol.at/fileadmin/Data/Dokumente/Coronavirus/Kurzinformation_COVID-19-Impfungen__Stand_20.10.2021_.pdf

218   https://www.kleinezeitung.at/service/mittagsnews/5975587/Nachimpfen_Oesterreich-kauft-42-Millionen-Dosen-fuer-Folge-impfungen

219   https://kurier.at/wissen/gesundheit/impfgremium-empfiehlt-zweite-dosis-fuer-mit-johnson-johnson-geimpfte/401752155

220   https://www.tagesschau.de/wirtschaft/impfstoff-booster-coro-na-101.html

221   https://www.sn.at/politik/innenpolitik/corona-impfung-ist-kuenf-tig-ein-jahr-lang-gueltig-109289656

222   https://www.reuters.com/business/healthcare-pharmaceuticals/no-need-covid-booster-jabs-now-vaccine-supplies-short-who-2021-08-18/

223   https://www.fda.gov/news-events/press-announcements/fda-au-thorizes-booster-dose-pfizer-biontech-covid-19-vaccine-certain-populations

224   https://www.swp.de/panorama/dritte-impfung-corona-auffri-schung-biontech-moderna-astrazeneca-risikogruppen-deutsch-land-bw-ab-wann-58552607.html

225   https://www.kleinezeitung.at/lebensart/gesundheit/5503067/InfluenzaSaison-201718_Tragische-Erhebung_Neun-Kinder-starben

226   https://www.derstandard.at/story/2000130035183/64-corona-todesopfer-bisher-waren-juenger-als-45-jahre

227   https://www.rnd.de/gesundheit/corona-kinder-erkranken-und-sterben-aeusserst-selten-SU76V4GEIZAMRAV3TAKWNH-XUAE.html

228   https://www.aerzteblatt.de/nachrichten/126121/Studie-Long-COVID-bei-Kindern-und-Jugendlichen-eher-selten

229 https://blautopf.net/index.php/politik/politik-corona/item/198-ema-datenbank-gemeldete-todesfaelle-und-nebenwirkungen-nach-impfung

230 https://www.who.int/emergencies/diseases/novel-coronavirus-2019/covid-19-vaccines/advice

231 https://www.amjmed.com/article/S0002-9343(20)30673-2/fulltext

232 https://www.thelancet.com/journals/lanres/article/PIIS2213-2600(21)00171-5/fulltext

233 https://aapsonline.org/stem-the-tide-of-covid-hospitalizations-deaths/

234 https://rcm.imrpress.com/article/2020/2153-8174/RCM2020264.shtml

235 https://www.sciencedirect.com/science/article/abs/pii/S0306987721001419

236 https://www.gesundheitsinformation.de/wie-wird-eine-virale-lungenentzuendung-behandelt.html

237 https://www.nature.com/articles/ja201711

238 https://www.covid19treatmentguidelines.nih.gov/therapies/antiviral-therapy/ivermectin/

239 https://journals.lww.com/americantherapeutics/fulltext/2021/08000/ivermectin_for_prevention_and_treatment_of.7.aspx

240 https://ivmmeta.com/

241 https://ivmstatus.com/

242 https://covid19.who.int/region/afro/country/ng

243 https://www.medrxiv.org/content/10.1101/2021.03.26.21254377v1.full.pdf

244 https://www.basg.gv.at/konsumentinnen/wissenswertes-ueber-arzneimittel/gebrauchsinformation/off-label-use

245 https://ec.europa.eu/commission/presscorner/detail/de/ip_21_3299

246 https://www.nature.com/articles/d41586-021-02783-1

247 https://taz.de/Strategiepapier-des-Innenministeriums/!5675014/

248 https://www.focus.de/politik/deutschland/um-massnahmen-repressiver-natur-zu-planen-innenministerium-liess-wissenschaftler-modell-entwickeln-um-corona-massnahmen-zu-rechtfertigen_id_12953818.html

249 https://www.derstandard.at/story/2000116710462/experte-spen-ger-hat-genug-von-der-corona-taskforce

250 https://www.cicero.de/innenpolitik/physik-professor-wissen-schaft-corona-politik-diskurs

251 https://www.uni-passau.de/bereiche/presse/pressemeldungen/meldung/detail/die-verengung-der-welt-passauer-studie-ueber-corona-berichterstattung-von-ard-und-zdf-sorgt-fuer-leb/

252 https://www.focus.de/gesundheit/coronavirus/angst-ist-oft-kein-guter-ratgeber-virologe-streeck-verraet-erst-war-ich-zu-naiv-dann-eher-vorsichtig_id_12927043.html

253 https://www.ots.at/presseaussendung/OTS_20211019_OTS0042/covid-aerztekammer-blitzt-mit-disziplinarverfahren-gegen-massnahmenkritische-aerzte-ab

254 https://www.zdf.de/nachrichten/politik/corona-illner-lauter-bach-impfpflicht-100.html

255 https://www.swr.de/report/mangelnde-kontrolle-und-aus-ufernde-preise-goldgrube-corona-testzentrum/-/id=233454/did=25409068/nid=233454/8oe7g2/index.html

256 https://www.ris.bka.gv.at/GeltendeFassung.wxe?Abfrage=Bundes normen&Gesetzesnummer=20001744

257 https://www.diepresse.com/5998280/arztekammer-protestiert-mit-trauermarsch-gegen-arztegesetz-novelle

258 https://wien.orf.at/stories/3124388/

259 https://www.welt.de/politik/deutschland/plus234052142/Aerz-temangel-wird-uns-in-einer-Weise-treffen-die-sich-die-Bevoelke-rung-nicht-vorstellen-kann.html

260 https://www.tagesschau.de/investigativ/ndr-wdr/intensivbet-ten-113.html

261 https://zackzack.at/2021/10/06/das-ist-die-anordnung-zur-oevp-hausdurchsuchung/

262 https://www.kleinezeitung.at/politik/innenpolitik/6044592/OeVPErmittlungen_Internationale-Medien-zu-Korruptionsvor-wuerfen

263 https://www.sueddeutsche.de/politik/oesterreich-medien-korrup-tion-thomas-schmid-sebastian-kurz-1.5433509

264 https://www.salto.bz/de/article/26082021/gekaufte-berichterstat-tung

265 https://www.frankfurter-hefte.de/artikel/hand-in-hand-2975/

266 https://ti-health.org/wp-content/uploads/2021/05/Albania-Pfizer.pdf

267 https://www.welt.de/politik/deutschland/plus234193236/Hans-Juergen-Papier-Vertrauen-in-Handlungsfaehigkeit-des-Staates-erschuettert.html

268 https://www.ncbi.nlm.nih.gov/pmc/articles/PMC8481107/

269 https://www.tagesschau.de/ausland/europa/corona-daenemark-105.html

270 https://www.welt.de/politik/ausland/plus234101760/Pandemie-beendet-Schweden-hebt-Corona-Massnahmen-auf.html

271 https://www.thelocal.no/20210921/norwegian-health-chief-covid-19-can-now-be-compared-to-the-flu/

272 https://www.kleinezeitung.at/international/6037742/Impfquote-unter-50-Prozent_Kroatischer-Praesident-zur-Impfquote

273 Kontrast.at, 2021.

274 Kontrast.at, 2021.

IMPRESSUM

NAbg. Mag. Gerald Hauser
Univ.-Doz. Dr. Hannes Strasser, MSc.
RAUS AUS DEM CORONA-CHAOS
Ein Politiker und ein Arzt klären auf

Verlag Frank&Frei
Wien 2022
3. Auflage
www.frankundfrei.online

ISBN: 978-3-903236-54-7
eISBN: 978-3-903236-55-4

Titelfotos: Shutterstock

Gedruckt in der EU

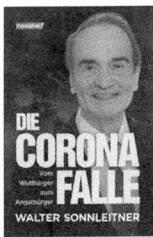

Walter Sonnleitner
Die Corona-Falle
Vom Wutbürger zum Angstbürger
134 Seiten, € 15,90

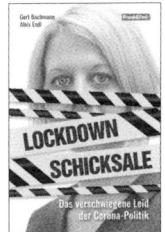

Gert Bachmann, Alois Endl
Lockdown-Schicksale
Das verschwiegene Leid der Corona-Politik
186 Seiten, € 22,00

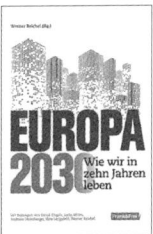

Prof. David Engels, Vera Lengsfeld u.a.
Europa 2030
Wie wir in zehn Jahren leben
230 Seiten, € 19,90

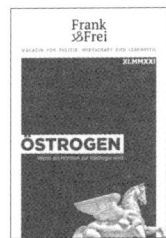

Frank&Frei Nr. 11
Östrogen
Wenn ein Hormon zur Ideologie wird
60 Seiten, € 8,00

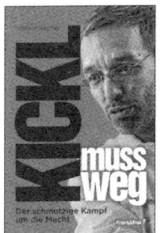

Werner Reichel
Kickl muss weg
Der schmutzige Kampf um die Macht
250 Seiten, € 17,90

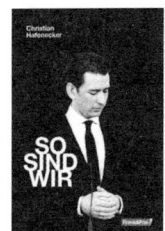

Christian Hafenecker
So sind wir

204 Seiten, € 19,90

Im Buchhandel oder direkt bei **frankundfrei.online**